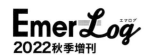

Emer Log
2022秋季増刊

看護関連図でケアをイメージ

3フェーズで

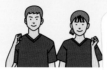

JN000670

救急初療
フィジカル
アセスメント

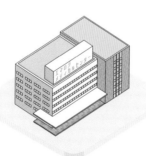

編著

令和健康科学大学
看護学部　教授 /
臨床シミュレーションセンター長

増山純二

MC メディカ出版

はじめに

　救急看護領域における専門性が認識されてきたのは、1970 年代初めからだと言われています。当初は、救急医療体制の整備、救急初療における緊急性の高い患者への対応、集中治療室での患者管理を中心に看護師としての役割を担っていました。しかし、医師主導体制のなかでの看護実践は、疾患を中心とした観察・判断・対処への補助を救急看護の専門性の中心に位置づける傾向があったことは否めないと述べられています[1]。

　2000 年以降は、救急・集中治療に関連したガイドラインやプロトコールが多く登場し、それらに沿った看護実践を行っています。標準化が広がることによって、フィジカルアセスメント力や救急看護実践力は向上していきます。しかし、これらの実践力の向上は、看護の本質を見失う恐れもあります。

　高橋らは「救急看護師の役割と能力」について、①意欲・態度・姿勢、②倫理的判断、③救急看護技術、④プレホスピタルケア、⑤患者家族への支援、⑥救急医療における調整、⑦教育的役割、⑧研究と専門性の育成をあげています[1]。さらに③の下位概念には〈患者中心の普遍的看護〉〈看護過程〉〈フィジカルアセスメント〉〈トリアージ〉〈救命技術〉〈診療の補助〉〈災害急性期の対応〉があります。つまり、③の役割には、医師と協働する看護実践が求められますが、疾患を中心としたものではなく「看護過程」の考え方をもとにした看護実践が必要となります。

　救急初療では、時間的制約のなかで限られた情報から救急処置や治療準備をします。また、患者のフィジカルアセスメントの延長線上にある疾患や病態を予測し、いち早く対処することも看護の重要な役割です。救急看護実践として、どのような概念を、どのように解釈し、その上でどのように身体的側面における患者ニーズを充足させる役割を果たすことができるのか、『救急初療フィジカルアセスメント』のテキストを通して学習していきましょう。

引用文献
1) 高橋章子ほか. 救急看護師に期待される役割と能力に関する研究 その1. 日本救急看護学会雑誌. 6 (2), 2005, 6-12.

　2022 年 8 月

令和健康科学大学

増山純二

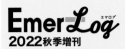

看護関連図でケアをイメージ
3フェーズで学びなおす！

救急初療 フィジカルアセスメント

CONTENTS

本書の構成と使い方

1章では、救急初療看護での問題解決へのアプローチ方法について取り上げます。

続く2章では、救急初療でいかすフィジカルアセスメントの基本と、呼吸、循環、脳神経、それぞれにおける一次評価、二次評価でのポイントをまとめました。フィジカルアセスメントの基礎として、患者へのアプローチ方法について解説しています。

3章では、3章の舞台"エマログメディカルセンター"の体制や13の症例ごとに提示された情報をもとに、クエスチョンに答える形で、皆さんも一緒に救急初療のフィジカルアセスメントを体験し、看護実践や救急外来での調整を考えてください。

➡3章　場面設定やクエスチョンの詳細はp48〜49へ

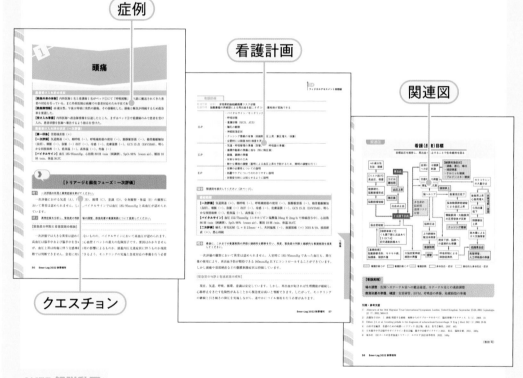

症例　**看護計画**　**関連図**

クエスチョン

WEB解説動画

「救急初療フィジカルアセスメント」

全体で20分程の内容です。本書でも登場する3つのフェーズに沿って、救急初療看護で今、押さえておきたいポイントやその背景などを確認できます。

➡WEB解説動画の視聴方法はp186へ

執筆者一覧

編著 | **増山純二** 令和健康科学大学 看護学部 教授／臨床シミュレーションセンター長

1章

増山純二 令和健康科学大学 看護学部 教授／臨床シミュレーションセンター長

2章

① **後小路 隆** 小波瀬病院 看護部 ER・ICU・HCU（救急看護認定看護師／診療看護師）

② **増山純二** 令和健康科学大学 看護学部 教授／臨床シミュレーションセンター長

③ **石川幸司** 北海道科学大学 保健医療学部看護学科 准教授（急性・重症患者看護専門看護師）

④ **市村健二** 株式会社 T-ICU メディカルサポート部 海外事業支援／教育支援グループ 看護師

3章

① **坂田 司** 徳島赤十字病院 看護副部長（救急看護認定看護師）

② **宮田佳之** 長崎大学病院 高度救命救急センター 副看護師長（救急看護認定看護師）

③ **吉川英里** 飯塚病院 救命救急センター（救急看護認定看護師）

④ **大瀧友紀** 聖隷三方原病院 高度救命救急センター係長（救急看護認定看護師）

⑤ **山根太地** 鳥取県立中央病院 高次救急集中治療センター 副看護師長
（救急看護認定看護師／看護師特定行為研修修了）

⑥ **合原則隆** 久留米大学病院 医療安全管理部 主任看護師
（救急看護認定看護師）

⑦ **大麻康之** 高知医療センター 救急外来・中央診療 看護副科長

⑧ **宇野翔吾** 株式会社日立製作所 日立総合病院 看護局 救命救急センター（救急看護認定看護師）

⑨ **本田智治** 長崎大学病院 高度救命救急センター（救急看護認定看護師）

⑩ **望月 桂** 杏林大学医学部付属病院 高度救命救急センター（救急看護認定看護師）

⑪ **大村正行** 岡山赤十字病院 救命救急センター ER/ICU 看護係長
（クリティカルケア〈救急看護〉認定看護師）

⑫ **今泉香織** 佐賀大学医学部附属病院 高度救命救急センター
（急性・重症患者看護専門看護師／救急看護認定看護師）

⑬ **松尾直樹** 呉医療センター・中国がんセンター 救命救急センター 副看護師長
（救急看護認定看護師／看護師特定行為研修修了）

WEB 解説動画 **増山純二** 令和健康科学大学 看護学部 教授／臨床シミュレーションセンター長

1章

救急初療の
フィジカル
アセスメント
（総論）

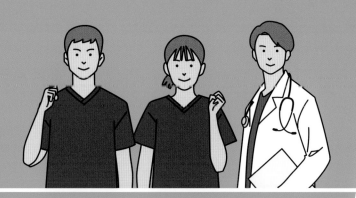

救急初療のフィジカルアセスメント

　救急初療では、ヘルスアセスメントを基本として看護実践が行われます。つまり、身体的・心理的・社会的側面から患者を評価して健康上の問題を明確にし、看護介入を行っていくことが必要です。しかしながら、患者情報が少なく、医学診断が決定される前から看護実践を行うことが求められます。もちろん、身体的側面のみではなく、精神的・社会的支援が必要な場面もあります。入院時と同様の方法で看護過程を展開するには時間的猶予がありません。全人的に患者を見る中で、3つの側面を統合して実践するというより、それぞれの側面をフォーカスし、その瞬間ごとの健康上の課題に対して看護実践を行うことが必要です。

　本項では、身体的側面に焦点を当て、救急初療看護実践にいかすフィジカルアセスメントについて解説します。

救急初療看護実践の課題

　救急初療において看護師は、一定のルールに沿って日々の看護実践を行っています。患者が救急車で搬送された際、看護師は「第一印象」に基づき「一次評価」を行い、「場の調整」「救急処置の準備、実施、介助」、そして「二次評価（疾患の予測）」「場の再調整」「救急処置の追加」を行います。さらに、「検査の準備、実施」を行い、医学診断後は「治療の準備、介助」を行いながら、カテーテル室や手術室、集中治療室、病棟へ搬送します **（図1）**。これらの看護実践を **図2** の SOAP 記録で書き示すと「S/O」データ（主観的／客観的情報）と「P」（計画・実践）に書き留めることができます。本来であれば、「A」（アセスメント）をした／を行った上で看護実践を行うことが当然ですが、ルーティン化が進むと「S/O」と「P」のみの看護実践となり、これが日々の実践として繰り返されることでアセスメント力の低下につながります。このような実践では、考える力や臨床判断力が下がり、救急初療看護実践力が低下します。

ヘルスアセスメントとフィジカルアセスメント

　ヘルスアセスメントでは、人々の健康状態を身体的・精神的・社会的側面から総合的にアセスメントします。このアセスメントは、看護過程の展開の中で用いられるものです。看護過程とは、「看護の知識体系と経験に基づいて、人々の健康上の問題を見極め、最適かつ個別的な看護を提供するための組織的、系統的な看護実践方法の一つであり、看護理論や看護モデルを看護実践へつなぐ方法」とされています。また、①アセスメント（情報収集、分析）、②看護問題の明確化、③計画立案、④実施、⑤評価という5つの構成要素から成り立っています。

　フィジカルアセスメントとは、ヘルスアセスメントの中に含まれており、身体的なデータ収集と

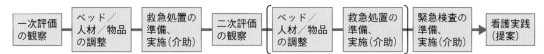

図1 ルーティン化された救急看護実践

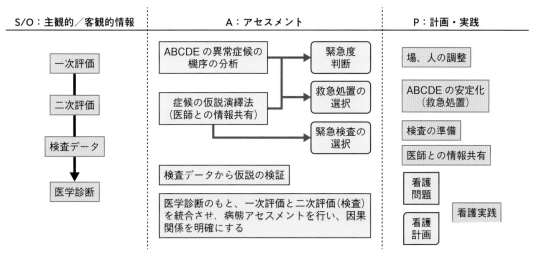

図2 SOAP記録

アセスメントのことを言います。看護の目的を達成するために看護過程の一環として行うものであり、身体の状態について身体診察を行い、異常と正常を把握し、それらが対象者の健康と生活行動にどのような影響を与えるかを判断します。問診はアセスメントツールに合わせて行うことが多く、健康歴の聴取とセルフケアの能力のアセスメントは特に重要とされています。また、身体診察では、頭部から足先まで（head to toe）の全身状態を的確に把握し、身体所見を査定して評価します。入院時のスクリーニングでは特にこの手法が必要です。また、入院中のフィジカルアセスメントには、医学診断に関係がある部分について身体診察を行う系統別のフィジカルアセスメントや、患者が訴える症状にフォーカスして必要なアセスメントを想起し、関連する部分について身体診察を行う重点的アセスメントがあります。さらに、生命に直結する身体診察として、バイタルサイン測定とともにABCDEアプローチと言われる一次評価があります。

緊急度と重症度

　緊急度を判断するためには、フィジカルアセスメントが重要です。救急初療では緊急度の判断は動的に行っていく必要があります。患者来院時、一次評価後、二次評価後、検査時、搬送時、また入院時においても必要です。患者に不安定な状況が続く救急外来室では、緊急度の判断は看護師の大きな役割です。

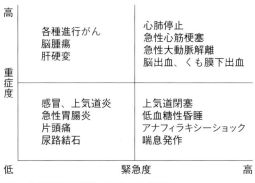

図3 内科疾患や病態の緊急度と重症度

緊急度と重症度の違いをしっかり理解して対応しなければなりません。重症度とは、患者の生命予後または機能予後を示す概念、つまり各病態（疾患）が生命予後または機能予後に影響を与える程度を示す尺度です。緊急度とは、その重症度を時間的に規定した概念、つまり時間経過が各病態（疾患）の生命予後または機能予後に影響を与える程度を示す尺度です。**図3**は、緊急度と重症度を示す疾患・病態です。肝硬変や脳腫瘍は生命予後から考えて重症度は高いですが、今すぐ治療しなければ生理学的徴候が不安定となる事態ではないため、緊急度は低い疾患です。しかしながら、急性心筋梗塞、急性大動脈解離などは生命予後が悪く、かつ今すぐ治療しなければ重症度が高くなるため、緊急度、重症度ともに高い疾患です。また、気管支喘息や窒息は、緊急性は高いですが、すぐに治療や蘇生処置を行うことで回復しますので、重症度は低い疾患です。しかし、治療や蘇生処置が遅れると必然的に重症度は上がってきます。

救急初療看護実践における臨床推論

看護領域における臨床推論とは、診断という医行為ではなく、看護診断やアセスメントを用いて患者の健康状態を同定し、看護ケアに関連づけるための推理・推察といった思考過程と言えます。つまり、患者の健康問題を明らかにするための看護アセスメントを含んだ思考過程です。救急初療看護実践の中には「緊急度の判断」や「救急処置の準備、実施」「検査の準備、実施」といった役割があります。この役割を果たすためには、疾患予測が必要であり、医師と情報や臨床推論の過程を共有することで、迅速な対応が可能となります。そのため、救急初療看護実践での臨床推論では、医師が診断過程で利用する臨床推論を応用します。

フィジカルアセスメントには重点的アセスメントがあると述べましたが、この方法は医学診断過程では「仮説演繹法」と言います。主訴（症候）をもとに、手がかりとなる情報を収集し、その上で見逃してはいけない疾患を主に4±1程度の仮説形成を行い、手がかりとなる情報を解釈し、仮説を検証して診断をしていく方法です。もちろん救急初療でも、頭部から足先まで（head to toe）の全身状態を的確に把握しなければ疾患予測を立てることができない場合もあります。この方法を

医学診断過程では「徹底的検討法」と言います。系統的レビューを使った問診や全身の身体診察を行って診断していく方法です。本書では主に仮説演繹法を紹介します。

救急初療看護の問題解決のための体系的アプローチの構築

救急初療においてフィジカルアセスメントをいかすためには、情報収集の目的をしっかり理解しておくことが重要です。例えば、緊急度の判断を目的に情報収集しようとしているのか、救急処置の準備・実施のため、それとも検査の準備・治療のために情報収集しようとしているのか、その情報収集をどのような看護実践につなげることができるのか、情報収集後の判断の目的を見定める必要があります。

今回、フィジカルアセスメントをいかし、臨床推論力を向上させることを目的に、「救急初療看護の問題解決のための体系的アプローチ」を構築しました。ここでは、この体系的アプローチを救急初療の看護過程として思考プロセスを整理します。

図2のS/Oデータと看護実践の根拠となるアセスメント（A）、そして、看護実践（P）をつなぐ形で体系的アプローチを構築して、3つのフェーズに分けました。

フェーズ1：「トリアージと蘇生」フェーズ

患者が来院した後は、「（第一印象）一次評価の観察」を行い、生理学的徴候を分析します。一次評価での観察の異常を明確にし、その異常に呼吸不全、循環不全、脳神経障害が顕在しているかアセスメントし、救急処置を選択し、「救急処置の準備、実施」を行います。また、緊急度を判断し、生理学的徴候が顕在している場合は、必然的に緊急度が高くなります。その判断のもと、「ベッド／人材／物品の調整」の場を調整します。

次に「二次評価の観察」を行い、疾患の予測としてサブフェーズのフローに入り、医師の臨床推論の仮説演繹法を利用して原因検索を行います。ここでは仮説演繹法を示していますが、状況によっては、徹底的検討法を用いて疾患予測を行います。疾患予測後は、一次評価で生理学的徴候が顕在している場合はさらに悪化する可能性を、また潜在している場合は顕在する可能性を分析し、緊急度を判断します。その上で、「場の（再）調整」と「救急処置の準備、実施」を追加します（図4）。

フェーズ2：「検査の選択」フェーズ

「二次評価の観察」から疾患予測としてサブフェーズのフローに入り、仮説演繹法に準じて臨床推論を行い、疾患予測をするところまではフェーズ1の「トリアージと蘇生」フェーズと同じです。疾患予測後は確定診断につながる検査（ルールイン〈確定診断〉、ルールアウト〈除外診断〉の目的となる検査）の選択を行い、「検査の準備、実施」を行います。基本的には、ベッドサイド検査（血液検査、12誘導心電図、エコー検査、ポータブルX線検査）を優先的に行い、検査室検査（CT検

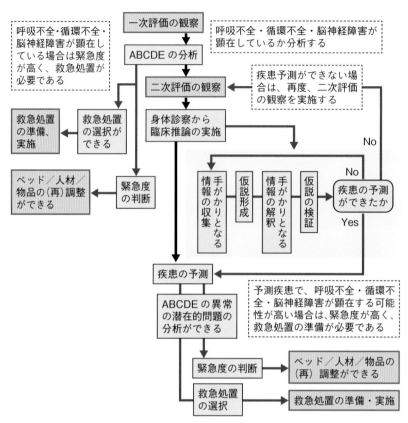

図4 フェーズ1：「トリアージと蘇生」フェーズ

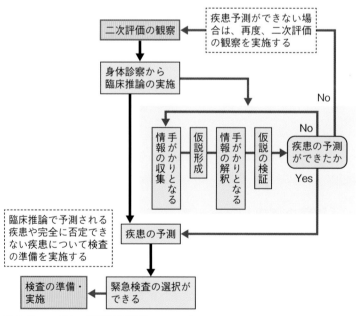

図5 フェーズ2：「検査の選択」フェーズ

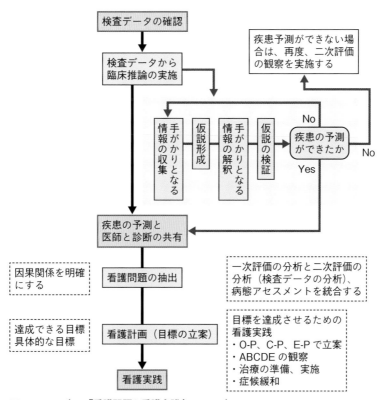

図6 フェーズ3：「看護問題と看護実践」フェーズ

査、MRI 検査、X 線検査など）は患者のバイタルサインが安定している状況の中で行われる必要があります。また、検査によっては事前に問診など行い、安全に検査を進めていくことも看護師の役割です。医師と情報共有を行いながら迅速に準備・調整を行います（図5）。

フェーズ3：「看護問題と看護実践」フェーズ

「検査結果」から疾患予測としてサブフェーズのフローに入り、仮説演繹法を使って検査結果を検証して疾患予測を行います。検査結果を検証していく作業では高度な知識が要求されますし、また医学診断を確定する思考過程となります。看護師が医学診断することを目的としているわけではありません。しかし、検査結果の検証をすべて医師へ一任することは、的確な医療の提供にはなりません。看護師が検査結果から疾患を予測することで、早い段階から医師と検査結果や医学診断、そして治療方針を共有することができます。その後につながる看護実践として、迅速に治療を準備し症候の緩和を図ることができます。医学診断後は、病態アセスメントとフィジカルアセスメントを統合して看護問題（診断）を抽出し、看護計画を立案後に看護実践を行います。基本的には因果関係（関連図）を明確にし、原因に介入することで結果（症状）が改善することを踏まえて看護実践を行います。時間経過の中で原因が回復していくこともありますので、その場合は、症候の緩和

（対症療法）を優先的に行います。

　このフェーズにおいて、看護診断や看護計画を立案して看護実践していくことは臨床では難しいと思います。さらに、看護記録に残す時間はありません。しかしながら、救急初療での看護実践を何のために実践しているかを意識して行えるかで救急看護の質が変わります。観察していること、ケアしていること、患者へ説明していること、これがどのような患者の健康課題や看護目標に対する実践なのか、意識することが重要です。本書では、その実践を言語化して解説します（図6）。

引用・参考文献
1）日本救急看護学会監修. 救急初療看護に活かすフィジカルアセスメント. 東京, へるす出版, 2018, 304p.
2）大西弘高編. The 臨床推論：研修医よ, 診断のプロをめざそう！ 東京, 南江堂, 2012, 244p.
3）前野哲博. 症状対応 ベスト・プラクティス：デキる医療者になるための. 東京, 学研メディカル秀潤社, 2015, 215p.

（増山純二）

2章

フィジカル
アセスメント
基礎編

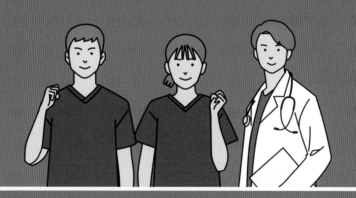

救急看護実践でいかす
フィジカルアセスメント

アプローチの手法

　救急医療の現場では、①年齢、性別、疾患、重症度、緊急度は問わない、②患者の状態によっては時間的制約がある、③情報量が少ない、④処置や検査、治療が同時進行である、など通常の診療とは異なる側面を有し、一般診療のアプローチでは十分な診療が行われないことがあります。「第一印象の把握」「一次評価（生理学的徴候の把握）」「二次評価（解剖学的な異常の把握）」といったアプローチの手法を用いることによって、即座に介入が必要な病態を見出し、治療介入のための準備・介助を行うことができます。

第一印象：目的と観察項目

　第一印象（ファースト・インプレッション）の把握は患者と接してから数秒以内に実施します。第一印象の把握の目的は「患者が危機的な状況に置かれていないか」を判断し、適宜、看護師の意識を変化させることです。そのための方法として、看護師の五感を用いて「呼吸」「循環」「意識（脳神経）」「外観」を観察します（**表1**）。具体的な方法としては、まず「大丈夫ですか？」と声をかけて意識と気道の開通を確認します。そして胸郭や腹部の動きを見ながら、あるいは漏れ出る呼吸音を聞きながら、浅く速い呼吸はないかを確認します。同時に手で皮膚や脈に触れて循環不全の評価を行います。さらに外観を確認し、sick 感（重症感）を把握します。

　大事なことは、詳細な情報は聴取せず、迅速に致死的な所見を拾い上げることです。ある研究では、患者の年齢、性別、主訴とバイタルサインだけで、入院になるか帰宅できるかを救急医に判断させたところ、感度 87.7％、特異度 65.0％、LR＋2.51、LR－0.19 であり、練

表1 第一印象の観察項目

呼吸	気道	・発声できているか（言葉を話すことで、気道が開通しているかを確認する）。
	呼吸	・胸郭の動き 　胸郭の動きの程度と左右差を視認する。 ・呼吸の速さ 　正確な呼吸数ではなく、呼吸が速そうかを確認する（正確な呼吸数は一次評価で把握する）。
循環		・末梢の冷感、発汗（ショック症状） ・橈骨動脈の拍動 ・脈を触知して速さと強さを確認する（正確な脈拍数は一次評価で把握する）。
意識 （脳神経）		・意識（見当識、以前との違い） ・会話が可能かどうか、面識がある場合、前回との違いを把握する。
外観		・苦悶表情 ・視線が合うか。 ・皮膚の紅潮

度を上げることで正確になってくると報告されています[1]。救急医が感じた sick 感（入院になりそうか、死亡率が高いか）は、感度 66.2％、特異度 88.4％、LR + 5.69、LR － 0.38 と報告されており[1]、sick と感じた場合は高い確率で的中しているとも言えます。第一印象を把握するために重要なのは患者を「心配する」ことです。

一次評価：目的（呼吸不全、循環不全、脳ヘルニアに陥っていないか）と観察項目

　生命の維持には生理的機能の維持が必要です。一次評価の目的は、それを把握することです。ヒトが生命を維持するために必要な酸素が全身に供給されているかを把握するためにまず、酸素の通り道を順に確認します**（図1）**[2]。

　酸素は、気道（A）を通って肺（B）で血液中に取り込まれ、心臓（C）によって運ばれ、中枢神経（D）を維持します。組織が適切に活動するためには体温の維持（E）も重要です。これらの酸素の流れを把握することが一次評価（ABCDE アプローチ）です**（表2）**。一つひとつは独立しているわけではなく、輪として形成されるため、1つでも異常をきたしていると、生命に維持は直ちに困難となります。

　緊急度・重症度の把握は救急初療に携わる看護師にとって重要な役割です。緊急度とは死亡や機能障害に至る速度を意味し、重症度とは病態が生命予後あるいは機能予後に及ぼす程度を意味します。気道、呼吸、循環、脳神経に影響を与える呼吸不全、循環不全（ショック）、脳ヘルニアに陥っている可能性のある疾患は一次評価で異常をきたす可能性が高く、緊急度は高いと言えます。一次評価に異常をきたしていないかを確認することは、これらに陥っていないかを観察することにもつながるため、それぞれの観察項目を把握することが重要です。

① 救急看護実践でいかすフィジカルアセスメント

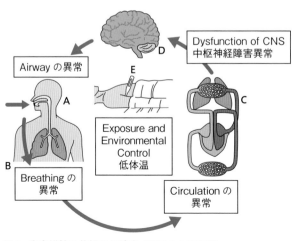

図1　生命維持の仕組みと障害（文献2より改変）

表2　一次評価（ABCDE アプローチ）の観察項目

A	気道（Airway）	気道閉塞・発声・シーソー呼吸・ストライダーの有無
B	呼吸（Breathing）	呼吸数、呼吸音、SpO$_2$、異常呼吸・気管偏位・頸静脈怒張の有無
C	循環（Circulation）	血圧、心拍数、四肢の冷感・蒼白・橈骨動脈の触知の有無
D	中枢神経障害（Disability）	意識レベル、瞳孔所見、対光反射・四肢の麻痺の有無
E	脱衣と外表・体温（Exposure and Environmental Control）	低体温・高体温・発熱の有無、外観

A：気道（Airway）

　気道の評価は最初に行う必要があります。気道の閉塞は即座に心停止へ直結するため、優先順位が最も高いです。気道の開通性を確認するためには、呼吸状態を「見て」、呼吸の音を「聞いて」、耳で空気の流れを「感じて」評価します。また、発声があれば気道は開通していると評価できます。上気道閉塞による吸気性喘鳴（ストライダー）や窒息などによるチョーキングサイン、陥没呼吸などは、気道閉塞の恐れがあるため即座に介入する必要があります。また、顔面の外傷や口腔内の出血、持続する鼻出血などは気道閉塞を起こす可能性が高いと判断します。

　気道閉塞の恐れがある場合は、気道確保を実施します。特別な器具を用いることなく用手的に行うことで簡単に解除できる場合もあるため、救急初療看護で最も大事な技術であると言えます。

B：呼吸（Breathing）

　一次評価での呼吸の観察の目的は「呼吸不全があるか」を判断することです。呼吸の観察では頸部から胸部を観察します。頸部では気管の偏位や頸静脈の怒張など循環の異常を示すサインがあり、呼吸の異常はBの異常のみと判断してはいけません。特に頻呼吸はショックを示す重要な指標であり、その他、呼吸リズムやパターン、努力呼吸などの有無を把握することが重要です。

　呼吸の評価で最も重要なのが呼吸数の把握です。急変予測には収縮期血圧ではなく呼吸数が重要であるとの報告[3]や、呼吸回数は入院死亡率と高い相関にあるとの報告もあります[4]。

　SpO_2の値も呼吸の異常を把握するためには必要ですが、SpO_2では「酸素化」の評価はできても「換気能」は評価できません。同じSpO_2 98％でも呼吸数12回/minのSpO_2 98％と呼吸数24回/minのSpO_2 98％では解釈が異なるので、あくまでも評価の一つとして捉えておくことが重要です。その他、異常呼吸音や副雑音の聴取も病態把握には重要な情報です。

C：循環（Circulation）

　循環の観察の目的は「循環不全（ショック）」があるかを確認することです（**表3**）。ショックとは循環の破綻した状態を指し、ショックの定義や表現は書籍によってまちまちですが、最も大事なことは酸素運搬と組織灌流が毛細血管を通じて細胞レベルにまで行き届いているかです。血圧が低下した状態では組織の灌流量が低下しているためショックであると言えますが、血圧が低下していないからといってショックではないとは言えません。血圧が下がる前に組織への灌流量を増やそうと脈拍数を増やし末梢血管を収縮させ、何とか重要臓器に酸素を運搬しようとします。しかし、その時点で末梢組織

表3 ショックの臨床症状

意識レベル	不安、不穏、虚脱、昏睡
呼吸	頻呼吸、下顎呼吸、徐呼吸、呼吸停止
循環	頻脈、脈拍微弱、脈圧の低下、CRT延長、収縮期血圧は初期では変化しない、徐脈、心停止
皮膚所見	冷感、湿潤、蒼白、網状皮斑（livedo reticularis）

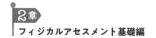

は酸素、灌流量不足を招いているため、ショックの状態であると言えます。血圧の低下はショックの晩期であることを認識し、ショックを診断するためには皮膚や脈圧、意識レベルなど全身の身体所見を認識して介入することが必要です。

D：中枢神経障害（Disability）

中枢神経障害の観察の目的は「脳ヘルニア徴候に陥っていないか」を把握することで、脳ヘルニア徴候の重要な所見は、「意識」「瞳孔所見」「運動麻痺」です。意識障害は覚醒度の障害である量的な障害と、せん妄・妄想、幻覚、判断の誤りなどの精神状態の変化などを表す質的な障害に分けられます。量的な障害の評価では、Japan Coma Scale（JCS）や Glasgow Coma Scale（GCS）などのスケールを用いて意識レベルを評価します。これらを用いることで、障害の程度を一定の基準で評価して評価者間の認識の差をなくすことができ、また数字で表記することで評価者以外も同じ物差しで正確に伝えることができます。GCS 8 点以下、または 2 点以上の低下がある場合、脳ヘルニア徴候に陥っている可能性が高くなります。また、脳出血などが動眼神経を圧迫し、動眼神経系の経路が障害されると、圧迫されている側の副交感神経が障害され、瞳孔が散大し、対光反射が消失します。これを瞳孔不同と言います。その他の脳ヘルニア徴候にクッシング徴候（高血圧、徐脈）や失調性呼吸などがあり、全身に症状が現れます。

E：脱衣と外表・体温（Exposure and Environmental Control）

体温の異常は救急初療の現場で頻度の高い症候であり、発熱はほとんどの感染性疾患や多くの非感染性疾患の基本的な徴候です。発熱のため入院した患者の 8～37％には確実な菌血症があると言われ[5~13]、それは院内死亡率の上昇と関係しているとの報告もあります[14]。低体温は出血傾向を助長し、アシドーシスの要因となり、さまざまな生理学的な変化をもたらします（**表 4**）。高体温はさまざまな細胞の機能障害を起こし、直腸温、口腔温、鼓膜温、腋窩温と測定する場所によって異常値は異なります。また、蜂窩織炎や鼠径ヘルニアのように想定外の部位に病態が潜んでいる場合もあるため、外観の観察では患者の衣類を脱がせ全身の観察を行うことが重要です。

表 4　体温低下に伴う生理学的変化

中心部体温		神経・筋	循環	その他
軽度 （35～32℃）	35℃	戦慄が最大		
	34℃	健忘や運動失調出現	血圧正常	
中等度 （32～28℃）	32℃	戦慄が徐々に消失	J 波（オズボーン波）出現	酸素消費量 25％減少
	30℃	意識レベル低下 筋硬直	心房細動など不整脈出現	分時換気量減少
	29℃	瞳孔散大		
高度 （28℃以下）	28℃	筋緊張消失	心室細動のリスク	酸素消費量 50％減少
	27℃	腱反射消失	肺水腫出現	
	23℃	角膜反射消失	著しい低血圧	

二次評価

二次評価と臨床推論

　「二次評価（解剖学的な異常の把握）」では、一次評価で顕在化もしくは潜在化していると考えられる特定の問題（疾患）に焦点を当て、問診を用いて患者の情報を収集して「仮説」を立てます。その仮説が正しいのか、根拠を用いて「支持・除外」の思考過程を経ます。これらの重点的アセスメントをフォーカスアセスメントと言い、初療における特徴的なアセスメントです。

　医師の臨床推論ではこれを仮説演繹法と言います。推論過程には、①手がかりとなる情報の収集→②仮説形成→③手がかりとなる情報の解釈→④仮説の検証、の4つがあります。手がかりとなる情報の収集では、主訴に焦点を当て、いくつかの疾患（基本的には見逃してはいけない疾患）を挙げ、仮説（疾患）を形成します。そこから、再度、情報を収集しながら解釈していき、いろいろな情報と矛盾しないか確認し、それぞれの診断仮説に関連した情報をさらに集め、仮説を検証していきます。また、除外診断のために、ほかの疾患の仮説を検証する意味でも情報収集し、除外していくことも重要です。ここでの情報収集では、問診だけではなく、仮説形成した疾患を考えながら、身体診察を行っていきます。

　具体的に考えてみましょう（図2）。76歳の患者で、20分以上続く胸痛があり高血圧症を持っています。仮説形成として、「急性心筋梗塞」「急性大動脈解離」「肺塞栓」を挙げます。手がかりとなる情報を解釈するために、問診および身体所見から仮説形成した疾患をルールアウトする目的で情報収集・解釈を行います。突然発症の胸痛であり、鈍痛や左肩への放散痛があります。引き裂かれたような胸痛や背部痛はありません。冷汗は著明です。血圧の左右差はありません。頸静脈怒張はなく、呼吸音にも問題ありません。検証の結果、急性心筋梗塞を疑います。検査を進める中で、急性心筋梗塞と確定診断されます。このような仮説演繹法を看護師の臨床推論にも応用していきます。

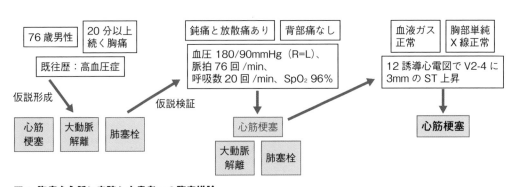

図2 胸痛を主訴に来院した患者への臨床推論

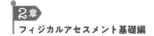

感度・特異度・尤度比

　医師は検査前確率を考え、その検査の特性から検査後確率を算出し、検査を選択して確定診断につなげていきます。疾患の疫学において感度、特異度、尤度比の理解が重要です。ここでは、疾患の疫学の知識を看護の臨床推論に応用することを目的に解説します。

　ある鑑別診断において特徴的な身体所見があれば（陽性所見）、その診断の確率はより高くなり、特徴的な身体所見がなければ（陰性所見）、その診断の確率は低くなります。しかし、陽性または陰性の結果が確率をどの程度変化させるかは、それぞれの身体所見によって異なってきます。すなわち診断精度の3つの概念、感度（sensitivity）、特異度（specificity）、および尤度比（LR）を理解する必要があります。

◆感度と特異度

　感度と特異度は、身体所見を識別する力を表現するための用語です。感度は疾患のある患者のうち身体所見がある比率［表5：(a)／(a＋c)］で、特異度は疾患のない患者のうちで身体所見がない患者の比率［表5：(d)／(b＋d)］を指します[15]。感度が高い身体所見では、その疾患の可能性を低め、また特異度が高い身体所見では疑っている疾患の可能性が高いことを示唆します。

◆尤度比

　尤度比（LR）とは、感度や特異度と同様に、身体所見が持つ識別力で、簡便かつ迅速に検査後確率を推定できる点が特徴です。陽性LR（感度／1－特異度）は所見がある場合にどの程度疾患確率を増加させるかを表現しており、陰性LR（1－感度／特異度）は所見がない場合にどの程度疾患確率を低下させるかを表現しています。LRが1を超える所見は疾患の確率を上昇させ、高ければ高いほど肯定する根拠が強くなります。また、0に近づくほどその所見は疾患をより強く否定する根拠となります。LRは診断上の重みを尺度にしたもので、その値の幅は0（疾患の除外）から無限大（疾患の確定）までです**（図3）**[15]。

表5 感度と特異度 （文献15より改変）

身体所見	疾患あり	疾患なし	計
陽性	a	b	a＋b
陰性	c	d	c＋d
計	a＋c	b＋d	a＋b＋c＋d

・a＝真陽性、b＝偽陽性、c＝偽陰性、d＝真陰性
・有病割合（率）＝（a＋c）／（a＋b＋c＋d）
・感度＝（a）／（a＋c）
・特異度＝（d）／（b＋d）
・陽性的中率＝（a）／（a＋b）
・陰性的中率＝（d）／（c＋d）
・感度が高い身体所見で陰性の所見の場合は、ルールアウト（疾患の可能性を低める）できる。
・特異度が高い身体所見で陽性の所見の場合は、ルールイン（疾患の可能性を高める）できる。

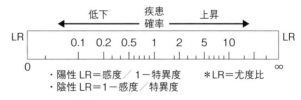

図3 尤度比（LR）：診断上の重み （文献15より改変）

表 6 症候ごとの見逃してはいけない疾患とよくある疾患（文献 16 より作成）

症候	見逃してはいけない疾患	よくある疾患
胸痛	急性冠症候群、緊張性気胸、急性大動脈解離、肺血栓塞栓症	急性心不全、不整脈、肺炎、胸膜炎、胃・十二指腸潰瘍、逆流性食道炎（GERD）、胆石症、肋間神経痛
頭痛	くも膜下出血、脳出血、髄膜炎、脳梗塞、急性硬膜下出血、緑内障	片頭痛、緊張性頭痛、群発性頭痛、頸椎症
腹痛	腹部大動脈瘤破裂、大動脈解離、消化管穿孔、異所性妊娠破裂、急性腸管膜動脈閉塞症、卵巣捻転、精巣捻転、重症急性膵炎、急性胆囊炎	虫垂炎、急性胃腸炎、胆石症、尿管結石、骨盤内炎症症候群
呼吸困難	急性喉頭蓋炎、緊張性気胸、肺血栓塞栓症、非心原性肺水腫、気管支喘息（大発作）、間質性肺炎急性増悪	肺炎、過換気症候群
めまい	小脳出血、小脳梗塞、椎骨脳底動脈解離、不整脈	良性発作性頭位変換めまい症、前庭神経炎、メニエール病
失神	不整脈、急性大動脈解離、くも膜下出血、肺血栓塞栓症、弁膜症	血管迷走神経反射、状況性失神、循環血液量減少、自律神経失調症
意識障害	脳出血、脳梗塞、低酸素血症、循環不全、高アンモニア血症、薬物中毒、一酸化炭素血症、てんかん発作	アルコール、頭部外傷、解離障害
吐血	食道静脈瘤破裂、肺出血	マロリーワイス症候群、急性胃粘膜症候群（AGML）
発熱	敗血症、急性腎盂腎炎、前立腺炎、細菌性髄膜炎、脳炎、感染性心内膜炎、心筋炎、壊死性筋膜炎、急性喉頭蓋炎、悪性腫瘍	上気道炎、膠原病、肺炎、急性咽頭炎

　このように感度、特異度、尤度比を用いて、また組み合わせて考えることで、臨床推論に役立てることができます。

症候と見逃してはいけない疾患・よくある疾患

　二次評価における臨床推論では、仮説演繹法を基本として問診・身体所見をとっていきます。看護師が医学診断を行うことはありませんが、疾患を予測して優先順位を決め、看護実践を行う必要があります。また、救急初療において患者情報が少ない中で疾患を予測し救命するためには、緊急度・重症度の高い疾患を予測して対応していくことが重要です。

　症候は外部からの侵害刺激や生体内の病変、障害によって生じます。その症候には致死的な疾患が潜んでいる場合があります。これを「見逃してはいけない疾患」といいます（表 6）[16]。この見逃してはいけない疾患を「仮説する疾患」として考え、次にその症状を引き起こす発生頻度の高い「よくある疾患」を想起しながら臨床推論を進めていきます。

問診

　仮説を形成・選択し、見逃してはならない疾患の仮説と、それ以外の代替え仮説を選択したら、その仮説を検証するために問診を実施します。問診では、最も考えられる診断・健康上の問題を指し示す「臨床的手がかり」を探します。患者には特定の疾患に関する危険因子があるのか、症状に対する患者の表現は考えられる原因を示唆するのか、身体所見やバイタルサイン、一次評価の結果

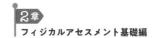

表 7 網羅的な問診方法

SAMPLER		OPQRST	
Sign and symptom	主訴	Onset	発症機転
Allergy	アレルギー	Palliative & Provoke	寛解・増悪因子
Medication	内服薬	Quality & Quantity	性状・強さ
Past medical history	既往歴	Region	部位
Last meal	最終の食事時間	Symptoms	随伴症状
Event	現病歴	Time course	時系列
Risk factor	危険因子		

表 8 二次評価で聴取する重要なフィジカルイグザミネーション（文献 17 より改変）

頭頸部		視診：顔貌、顔色、眼瞼結膜（貧血）、眼球（黄疸） 触診：甲状腺の腫大の有無、リンパ節
胸部 （頸部） ：呼吸器	頸部	視診：頸静脈の怒張・陥没呼吸の有無、呼吸補助筋の使用 触診：気管の偏位の有無
	胸部	視診：鳩胸や漏斗胸などの胸郭変形の有無、呼吸パターン、呼吸数、起坐呼吸・バチ指の有無 触診：声音振盪の有無、皮下気腫の有無 打診：前胸部・背部の清音、濁音、鼓音 聴診：吸気と呼気の割合や音の高さ、副雑音・異常呼吸音の有無
胸部 （頸部） ：循環器	頸部	視診：頸静脈の怒張・陥没呼吸の有無、呼吸補助筋の使用 触診：気管の偏位の有無
	胸部	視診：四肢の浮腫・起坐呼吸の有無 触診：皮下気腫の有無 聴診：心音
腹部		視診：輪郭や形状、皮膚色、静脈怒張・膨隆の有無 聴診：血管雑音や腸管の蠕動運動音の有無 打診：腹水やガスの有無（鼓音・濁音） 触診：圧痛・筋性防御・反跳痛（ブルンベルグ徴候）・マーフィー徴候・拍動性の腫瘤の有無
四肢 （筋・骨格系）		視診：体型や姿勢、歩行異常の有無、自動運動の範囲、腫脹・発赤・バチ指・チアノーゼ・皮膚および粘膜病変の有無 触診：他動時の抵抗や筋緊張の有無、可動時異常音の有無 その他：皮膚温の左右差や筋萎縮・浮腫・ホーマンズ徴候の有無
背部		視診：外傷の有無 打診：肋骨脊柱角の圧痛・叩打痛の有無
脳神経		視診：姿勢、口調、歩行、顔面麻痺の有無、言語（構音障害） 触診：筋強剛の有無、表在感覚（触覚、痛覚、温度覚）、深部感覚（振動覚、位置覚） 意識レベル（JCS・GCS） 瞳孔所見：対光反射の有無、瞳孔径、左右差 髄膜刺激症状：項部硬直、Jolt accentuation、neck flexion、ケルニッヒ徴候、ブルジンスキー徴候 錐体路障害：バビンスキー反射、チャドック反射、指鼻試験、膝踵試験 運動麻痺：バレー徴候、ミンガッチーニ徴候、徒手筋力テスト（MMT）

ではどのような所見が観察されたのか、仮説をもとに問診を用いて検証します。特に陽性所見には着目しましょう。病歴や身体所見における陽性所見は重要だと言えます。問診の検討方法に「SAMPLER」「OPQRST」などがあります **(表 7)**。

▌ 身体診察（観察）

鑑別診断のリストにあるすべての疾患が個々の患者に直接関連するわけではないので、患者に応

じた鑑別診断を構築する必要があります。一次評価で顕在化もしくは潜在化していると考えられる特定の問題（疾患）に焦点を当てて情報収集（問診・二次評価）を行います **(表8)**[17]。焦点化した問題に対して収集すべき情報を明確するためには、ここまでの過程で診断を指し示す「臨床的手がかり」を明確にして検証する必要があります。焦点化した問題に対して情報を明確にして検証する方法をフォーカスアセスメントと言います。この場合、検証中の疾患においてその所見があることで診断前確率がどの程度変わるのかを理解して実施することが重要です。

　具体的には、呼吸困難で心不全を疑った場合、起坐呼吸を呈していると心不全の感度は50％ですが、特異度は77％、LR ＋ 2.6、LR － 0.70と優位な診断前確率となります。1つの所見のみならず複数の陽性所見を重ねていくことで診断前確率をより高めていくことができます。このように身体診察を行うことが大切です。

引用・参考文献

1) Wiswell, J. et al. "Sick" or "not-sick" : accuracy of System diagnostic reasoning for the prediction of disposition and acuity in patientspresenting to an academic ED. Am J Emerg Med. (10), 2013, 1448-52.

2) 日本外傷学会，日本救急医学会．"初期診療総論"．外傷初期診療ガイドラインJATEC．改訂第6版．東京，へるす出版，2021，2.

3) Subbe, CP. et al. Effect of introducing the Modified Early Warning score on clinical outcomes, cardio-pulmonary arrests and intensive care utilisation in acute medical admissions. Anaesthesia. 58（8），2003, 797-802.

4) Chen, J. et al; ANZICS Clinical Trials Group. The impact of introducing medical emergency team system on the documentations of vital signs. Resuscitation. 80（1），2009, 35-43.

5) Leibovici, L. et al. Occult bacterial infection in adults with unexplained fever. Validation of a diagnostic index. Arch Intern Med. 150（6），1990, 1270-2.

6) Leibovici, L. et al. Bacteremia in febrile patients. A clinical model for diagnosis. Arch Intern Med. 151（9），1991, 1801-6.

7) Jaimes, F. et al. Predicting bacteremia at the bedside. Clin Infect Dis. 38（3），2004, 357-62.

8) Bates, DW. et al. Predicting bacteremia in hospitalized patients. A prospectively validated model. Ann Intern Med. 113 (7), 1990, 495-500.

9) Fontanarosa, PB. et al. Difficulty in predicting bacteremia in elderly emergency patients. Ann Emerg Med. 21 (7), 1992, 842-8.

10) Pfitzenmeyer, P. et al. Predicting bacteremia in older patients. J Am Geriatr Soc. J Am Geriatr Soc. 43（3），1995, 230-5.

11) Yehezkelli, Y. et al. Two rules for early prediction of bacteremia: testing in a university and a community hospital. J Gen Intern Med. 11（2），1996, 98-103.

12) Mozes, B. et al. IInconsistency of a model aimed at predicting bacteremia in hospitalized patients. J Clin Epidemiol. 46（9），1993, 1035-40.

13) Mylotte, JM. et al. Validation of a bacteremia prediction model. Infect Control Hosp Epidemiol. 16（4），1995, 203-9.

14) Tan, C. et al. Validation of the San Francisco Syncope Rule in two hospital emergency departments in an Asian population. Acad Emerg Med. 20（5），2013, 487-97.

15) 徳田安春監修．"身体所見の診断精度"．マクギーのフィジカル診断学．原著第4版．東京，診断と治療社，2019，10.

16) 日本救急看護学会監修．"初療における急性症状の看護実践"．救急初療看護に活かすフィジカルアセスメント．東京，へるす出版，2018，139.

17) 日本救急看護学会監修．"初療のフィジカルアセスメントの基礎"．前掲書16．34.

18) 宮城征四郎ほか編．身体所見からの臨床診断：疾患を絞り込む・見抜く！東京，羊土社，2009，243p.

19) 医療情報科学研究所編．フィジカルアセスメントが見える．東京，メディックメディア，2015，360p.

20) スコット・スターンほか編．考える技術．第4版．竹本毅訳．東京，日経BP，2020，868p.

（後小路 隆）

呼吸のフィジカルアセスメント

はじめに

本項では、体系的アプローチの「トリアージと蘇生」フェーズにおいて、呼吸不全の顕在化、潜在化をアセスメントできることを目標に解説します。

肺疾患のみが呼吸不全に陥る原因ではありません。3つの呼吸器系システムを理解しておくことが重要です。呼吸の指令を与える「コントロール系」、呼吸するための呼吸筋と呼吸運動の「駆動系」、そして、酸素と二酸化炭素を交換する「ガス交換系」です。このうち一つでも障害を受けると呼吸不全に陥ります（**図1**）[1]。

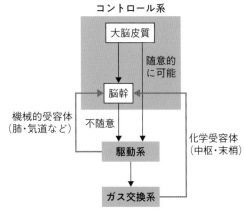

図1 呼吸器系システム（文献1より改変）

呼吸器系システム

コントロール系

呼吸活動の中枢は脳幹（主に延髄、一部の橋）にあります。脳幹は自動的に呼吸調節を司り、化学受容体や機械的受容体でモニターした情報が脳幹にフィードバックされます。大脳皮質は随意的に呼吸を司り、呼吸停止などの指令を呼吸筋に送ります（**図1**）[1]。

ここでは、呼吸の行動性調節と化学調節について解説します。

行動性調節

会話や歌唱、意識的な深呼吸や息こらえなどは大脳皮質の運動中枢による呼吸制御であり、随意的呼吸調節と呼ばれます。

化学調節

化学調節には中枢化学受容野と末梢化学受容体が関わります。中枢化学受容野は、脳脊髄液のpH変化を介して主に動脈血二酸化炭素分圧（$PaCO_2$）の上昇を感受し、呼吸調節を行います（**表1**）。

表1 中枢化学受容野と末梢化学受容体

	部位	主に感知する変化
中枢化学受容野	延髄	$PaCO_2$、pH
末梢化学受容体	頸動脈小体、大動脈小体	PaO_2、$PaCO_2$、pH

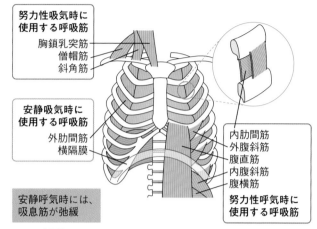

図2 呼吸筋

努力性吸気時に使用する呼吸筋
胸鎖乳突筋
僧帽筋
斜角筋

安静吸気時に使用する呼吸筋
外肋間筋
横隔膜

内肋間筋
外腹斜筋
腹直筋
内腹斜筋
腹横筋
努力性呼気時に使用する呼吸筋

安静呼気時には、吸息筋が弛緩

末梢化学受容体には頸動脈小体と大動脈小体の2種類があります。大動脈小体の呼吸調節機能は頸動脈小体より弱く、主に頸動脈小体が作用します。$PaCO_2$やpH変化にも反応しますが、主に動脈血酸素分圧（PaO_2）の変化に反応して呼吸調節を行います。代謝性アシドーシスによるpH低下（H^+上昇）は頸動脈小体が感知して呼吸調節を行います（**表1**）。

駆動系

肺は呼吸に能動的に作用しません。横隔膜や肋間筋などの呼吸筋が作用することで、肺の伸展・収縮が可能となります。呼吸筋によるこれらの作用が呼吸運動です。

呼吸筋は、横隔膜、肋間筋、腹直筋などの総称です。呼吸運動のほとんどは、横隔膜の収縮と弛緩によって行われます。吸気時には、横隔膜と外肋間筋が収縮して胸郭が拡張することで胸腔内圧が低下し、肺が膨らみます。呼気時には、横隔膜が弛緩して胸郭が元に戻ることで胸腔内圧が上昇し、肺がしぼみます（**図2**）。第3-5頸髄神経から横隔膜神経によって横隔膜が、第1-2胸髄神経から肋間神経によって外肋間筋が作用し、呼吸運動は生じます。これらの神経が障害されることで、呼吸運動が妨げられ低酸素血症に陥ることがあります。

低酸素血症の影響により、呼吸筋を使用した通常の呼吸運動では十分な酸素化の維持が図れない状況があります。その際は、呼吸補助筋（斜角筋、胸鎖乳突筋など）が収縮し、胸郭を挙上させて換気量を確保します。つまり、呼吸補助筋の使用により、低酸素血症を疑うことができます（**図2**）。

ガス交換系

外呼吸と内呼吸

肺での酸素（O_2）の取り込みと血液中の二酸化炭素（CO_2）の排泄が外呼吸で、組織内へのO_2の取り込みと組織内で代謝されたCO_2の排泄が内呼吸です（**図3**）。

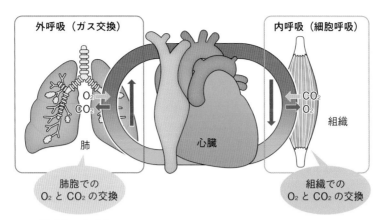

図3 外呼吸と内呼吸

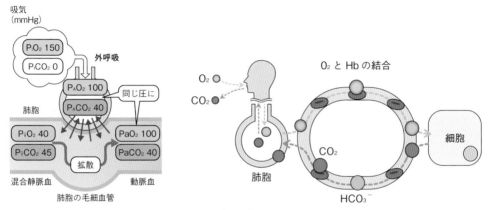

図4 外呼吸と拡散（文献2より転載）　図5 ガス運搬（文献2より転載）

呼吸と拡散

　肺胞気酸素分圧（P_AO_2）100mmHg と混合静脈血酸素分圧（$P\bar{v}O_2$）40mmHg の分圧差で拡散が生じ、O_2 は肺胞から血液へ移動します。また、肺胞の二酸化炭素分圧（P_ACO_2）40mmHg と混合静脈血二酸化炭素分圧（$P\bar{v}CO_2$）45mmHg の分圧差で拡散が生じ、CO_2 は血液から肺胞へと移動します。十分に拡散すると PaO_2 と $PaCO_2$ は P_AO_2 と P_ACO_2 と等しくなります（図4）。

ガス運搬

　拡散によって肺胞から血液へ移動した O_2 は赤血球の Hb と結合して運搬され、血管内から細胞へ移動します。不要になった CO_2 が細胞から血管内へ移動し、CO_2 は HCO_3^- の形で運搬されます。肺胞付近の赤血球内で HCO_3^- から CO_2 に変換され、肺胞へ移動します（図5）。

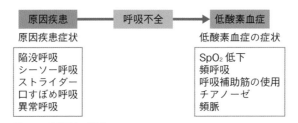

図 6　一次評価の観察

表 2　呼吸不全の病態

4 つの分類	呼吸不全	原因疾患
肺胞低換気	II 型呼吸不全 （換気不全） $PaCO_2 > 45mmHg$	呼吸中枢機能障害 神経・筋障害 胸郭・肺障害
換気血流比不均等		気道・肺胞・肺循環障害のすべて
拡散障害	I 型呼吸不全 （ガス交換不全） $PaCO_2 \leqq 45mmHg$	肺胞膜／肺胞面積の狭小 肺毛細血管血液量減少
肺内シャント		肺胞虚脱 肺内血管シャント

一次評価における呼吸のフィジカルアセスメント

　一次評価で低酸素血症に陥っている状況を判断するためには、ABCDE アプローチが重要です。医学診断がつく前に、一次評価で症状から呼吸不全の状況を把握し、緊急度を判断します。低酸素血症の症状と呼吸不全の原因疾患が増悪した症状があり（図 6）、一次評価の観察ではこれらを見極める必要があります。ここでは、呼吸不全の病態とその症状について解説します。

呼吸不全

　①気道開通、②肺胞換気、③肺胞と動脈におけるガス交換によって正常な呼吸が行われます。呼吸不全では PaO_2 が 60mmHg 以下と定義されます。③のガス交換障害により PaO_2 60mmHg 以下となった呼吸不全が I 型呼吸不全です。①②の障害を受けて換気不全に陥り、PaO_2 が 60mmHg 以下、$PaCO_2$ 45mmHg 以上を示す呼吸不全が II 型呼吸不全です（表 2）。

換気障害

　①②の障害が起こり、肺胞低換気により低酸素血症と高二酸化炭素血症に陥った状態が換気障害です（図 7）。原因疾患として呼吸中枢機能障害（麻酔、鎮静薬、麻薬、脳血管障害）、神経・筋障害（脊髄損傷、ギラン・バレー症候群）、胸郭・肺障害（慢性閉塞性肺疾患〈COPD〉、肺線維症）が挙げられます（表 2）。

ガス交換障害

• 換気血流比不均等

　気道・肺胞系と肺血管系に異常をきたすほとんどの疾患で出現する病態です。1 つのガス交換単

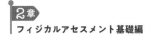

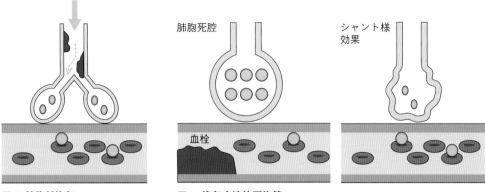

図7 肺胞低換気

図8 換気血流比不均等

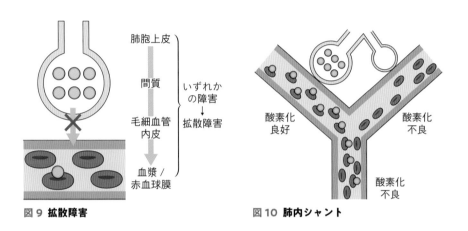

図9 拡散障害

図10 肺内シャント

位における一定時間当たりの肺胞換気量がV_A、1つのガス交換単位における一定時間当たりの毛細血管血流量がQで、V_AとQの比が換気血流比（V_A/Q）です。血流低下による高V_A/Q比は、換気効率の悪化を示します。例えば肺血栓塞栓症では、肺動脈に血栓を作ることで血流が低下し、多くの肺胞気がガス交換されないまま排出されます（肺胞死腔：**図8**）。換気低下による低V_A/Q比は、血流効率の悪化とシャント量の増大を示します。この場合、酸素化されない静脈血が動脈血に混入した状態で心臓に戻ります（シャント様効果：**図8**）。主な疾患として、肺水腫、急性呼吸窮迫症候群（ARDS）などが挙げられます（**表2**）。

• **拡散障害**

　肺拡散とは、濃度勾配に従って、ガスが濃い（分圧が高い）ほうから薄い（低い）ほうへと濃度差がなくなるまで移動する現象です。拡散に影響する因子として、拡散面積（肺胞や毛細血管の面積）、拡散距離（肺胞や毛細血管膜の厚さ）、肺毛細血管血液量、Hb濃度、換気血流比などが挙げられます。O_2は肺胞上皮、間質、毛細血管内皮、血漿、赤血球膜を通過してHbと結合します。O_2の拡散のいずれかの段階に障害があり、低酸素血症をきたすことを拡散障害（**図9**）と言います。肺水腫や間質性肺炎が挙げられます（**表2**）。

- **肺内シャント**

　肺胞で換気が行われず、血流だけが保たれている $V_A/Q = 0$ の状態が肺内シャントです（図10）。O_2 を吸入しても P_AO_2 が上がらないため低酸素血症は改善しません。シャント率によって酸素化の改善状況は変化します。低 V_A/Q 状態によってシャント様効果（静脈混合効果）も出現しますが、O_2 投与で改善するため鑑別は可能です。

　肺内シャントは解剖的シャントと機能的シャントに分類され、解剖的シャントは右左シャントを持つ先天性心疾患や肺動静脈瘻で生じ、機能的シャントは ARDS を呈することで生じます（表2）。

一次評価において呼吸不全を疑う症候とその根拠

低酸素血症に伴う症候

SpO₂ の低下

　SpO_2 は酸素と赤血球内の Hb の結合率で、パルスオキシメーターで測定します。結合率は PaO_2 によって決められます。血液の酸素分圧とヘモグロビンの酸素飽和度の関係を示したものが酸素解離曲線です。SpO_2 が90％のときの PaO_2 は 60mmHg と換算します。

頻呼吸

　低酸素血症を末梢化学受容体が感知して呼吸調節を行った結果、頻呼吸が生じます。呼吸不全では高二酸化炭素血症を認める場合もありますので、その場合は中枢化学受容野が反応して頻呼吸を呈します。呼吸不全だけでなく、循環不全においても代謝性アシドーシスの代償として末梢化学受容体が作用して頻呼吸を呈することがありますので、他の所見と統合して判断する必要があります。

努力呼吸（図2）

　正常の呼吸時は横隔膜と外肋間筋を使用しますが、低酸素血症によって換気量を維持しなければならない場合は呼吸補助筋が使われます。

チアノーゼ

　中心性チアノーゼと末梢性チアノーゼがあります。低酸素血症に伴うチアノーゼは中心性チアノーゼで、口唇、爪床、舌に出現します。還元 Hb（酸素と結合していない Hb）が 5g/dL 以上になるとチアノーゼが出現するとされています。例えば、Hb が 15g/dL の患者で SpO_2 が66％となった場合にチアノーゼが出現します。ただし、貧血の患者では Hb が低くチアノーゼが出現しにくいため注意が必要です。

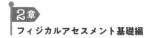

低酸素血症の原因となる疾患の症候を示し、低酸素血症によって悪化する症候

陥没呼吸

上気道閉塞（舌根沈下、気道異物、口頭浮腫）や気管支喘息など、上気道や気管支の狭窄に伴い、吸気努力時に胸骨上窩、鎖骨上窩が陥没します。また、肋間が陥没することもあります（**図11**）。

異常呼吸

頭蓋内疾患に伴い、チェーンストークス呼吸、ビオー呼吸、失調性呼吸を認め、呼吸リズムの異常から低酸素血症をきたします。

口すぼめ呼吸

口すぼめ呼吸は、末梢気道の閉鎖を回避するため呼気時に唇をすぼめる呼吸です。COPDなど気道閉塞をきたしやすい患者では、口すぼめ呼吸で長く細く呼気を行うことで気道のリモデリングによる閉塞を予防します。

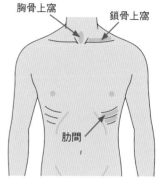

図11 陥没呼吸

その他

起坐呼吸

上半身が前傾となる起坐位をとることで、呼吸補助筋・横隔膜の運動を促進できます。低酸素血症では呼吸運動を促進させるために起坐呼吸を試みます。

二次評価における呼吸フィジカルアセスメント

呼吸不全に陥る可能性のある疾患の推論について解説します。

呼吸不全に陥る可能性のある疾患と問診、身体所見のポイント

呼吸不全に陥る可能性のある疾患として、気道、肺、心臓に関連した疾患を予測します（**表3**）。これらの疾患を二次評価で予測した後は、一次評価と統合して呼吸不全の顕在化、潜在化について評価します。

表3 呼吸不全に陥る可能性のある疾患

気道	急性喉頭蓋炎、窒息、異物誤嚥、アナフィラキシー
肺	気管支喘息、COPDの急性増悪、肺炎、ARDS、気胸、肺塞栓症
心臓	心不全、（急性心筋梗塞、大動脈解離）

呼吸不全に陥る疾患を推論する問診および身体所見のポイントについて**表4**に示します。気道、肺、心臓に関連した疾患の特徴となるポイントを押さえ、また心臓に関連した中で呼吸困難か胸痛かはっきりしない場合は、4 killer diseases（急性心筋梗塞、大動脈解離、肺塞栓症、緊張性気胸）の特徴を踏まえて問診、身体所見をとっていきます（詳細は「循環のフィジカルアセスメント」を参照）。

②呼吸のフィジカルアセスメント

表 4 呼吸不全に陥る可能性のある疾患の問診と身体所見のポイント

		問診：発症様式（O）、誘発因子（P）、随伴症状（S）、治療の有無（T）	問診：アレルギー（A）、内服薬（M）、既往歴・妊娠の有無（P）、リスクファクター（R）	身体所見
気道	急性喉頭蓋炎	O：急性発症 S：咽頭の激しい痛み、呼吸困難、発熱、嚥下困難		含み（くぐもった）声、ストライダー 頸部リンパ節腫脹、喉頭蓋腫脹
	窒息／異物誤嚥	O：突然発症 S：呼吸困難		チョーキングサイン ストライダー、陥没呼吸
	アナフィラキシー	O：突然発症 P：食べ物、薬剤 S：掻痒感、呼吸困難	A：アレルギーの有無	口唇の腫脹、蕁麻疹、ショック状態
肺	喘息重積	O：発作性 P：花粉、ほこり、動物、煙、運動、寒冷、アスピリン、ウイルス感染 S：呼吸困難、咳、痰 T：吸入薬の使用	A：アレルギーの有無 P：喘息	喘鳴 呼吸音：連続性副雑音（ウィーズ）
	COPD の急性増悪	O：慢性疾患急性増悪 S：呼吸困難、咳、痰 T：吸入薬の使用、在宅酸素療法の有無	P：COPD R：喫煙	重症例：右心不全（頸静脈怒張・浮腫など） 口すぼめ呼吸、呼気延長、ビア樽状胸郭、呼吸補助筋の発達、バチ指、体重減少
	ARDS	O：急性発症 P：敗血症、肺炎、外傷など S：急激に進行する呼吸困難、咳、痰		明らかな低酸素血症症状 呼吸音：断続性副雑音
	気胸	O：突然発症 S：呼吸困難、胸痛	P：COPD R：60 代以上の喫煙者もしくは 20 歳前後のやせ型・長身	呼吸音：左右差著明 打診：鼓音
	肺塞栓症	O：突然発症 S：呼吸困難、胸痛、失神	M：経口避妊薬 P：深部静脈血栓症（DVT）、悪性腫瘍、妊婦・産後 R：長時間の旅行、脱水、骨折、外傷、長期臥床、肥満、喫煙	頻呼吸・頻脈 右心不全所見：頸静脈怒張 DVT 所見：一側の下肢痛、圧痛、浮腫、ホーマンズ徴候
心臓	心不全	O：急性発症 S：呼吸困難、ピンク色の泡沫状痰、咳	P：虚血性心疾患、高血圧症、弁膜症、心筋症	左心不全症状 心拍出量低下：ショック症状 肺うっ血：肺野断続性副雑音、異常心音（Ⅲ音）

表5 血液ガスの酸素化指標

項目	正常値	病態
PaO_2	80〜100mmHg	≦ 60mmHg 呼吸不全
$PaCO_2$	35〜45mmHg	> 45mmHg（PaO_2 ≦ 60mmHg）II型呼吸不全
A-aDO₂ *	15mmHg 以下	異常：換気血流比不均等、拡散障害、シャント
P/F ratio	400 以上	≦ 300 急性肺障害（ALI） ≦ 200 急性呼吸窮迫症候群（ARDS）

* $A\text{-}aDO_2 =（760 - 47）\times F_IO_2 - PaCO_2／呼吸商（0.8）- PaO_2$

血液ガスから呼吸不全を見抜き、フィジカルアセスメントを確実に行うポイント

　血液ガスの酸素化に関連した項目を**表5**に示します。PaO_2 60mmHg 以下は呼吸不全状態であり、$PaCO_2$ が45mmHg 以上はII型呼吸不全です。酸素化の指標として肺胞気－動脈血酸素分圧較差（A-aDO₂）があります。A-aDO₂とは P_AO_2 と PaO_2 の差で、正常値は5〜15です。A-aDO₂の開大を認めた場合は呼吸不全状態であることを示唆します。しかし、肺胞低換気においては P_AO_2 も低下するため格差は認めません。P/F ratio は、PaO_2 を吸入気酸素濃度（F_IO_2）で割った数字であり、400 以上が正常です**（表5）**。

引用・参考文献
1）田中竜馬. 人工呼吸に活かす！呼吸生理がわかる、好きになる. 東京, 羊土社, 2019, 20.
2）医療情報科学研究所編. 病気がみえる vol.4 呼吸器. 第2版. 東京, メディックメディア, 2016, 23, 26.

（増山純二）

②呼吸のフィジカルアセスメント

3 循環のフィジカルアセスメント

はじめに

　循環のフィジカルアセスメントでは、生命活動に必要な酸素や栄養素を血液により全身へ運搬する心臓のポンプ機能を評価し、心拍出量が十分で末梢循環が維持されているかを観察します。生理学的徴候の評価では、循環が正常に機能しているか（循環不全の有無）、ショック状態であるかを観察します。循環不全では顕在化している所見だけではなく、潜在的な状態も含めてアセスメントする必要があります。そのためには、ショックなどの循環不全に伴う低灌流および酸素需給バランスの観察など、循環が破綻することによって生じる病態の知識をもとにアセスメントしなくてはなりません。

循環の生理学

循環の要素

　循環は「心臓」「血管」「循環血液量」という3つの要素で構成されています。心臓は、ポンプとして血液を拍出する役割を担っており、血管は血管抵抗・血管容量を調節して血流の配分や還流量を調整しています[1]。血液は心臓の左室から拍出され、全身の組織を経て右房に戻ります。この機能を維持するためには、心臓のポンプ機能と血管抵抗の調節が必要です。

　アセスメントするためには、これらの要素による循環として、心臓の拡張末期容積に相当する静脈還流としての前負荷、収縮末期圧や全血管抵抗の指標となる後負荷、収縮力や心拍数によって規定される心拍出量（図1）を観察しなくてはなりません。

循環不全、ショック

　循環の3要素のうち、一つあるいは複数の要素の異常により、全身臓器への酸素供給が維持できなくなった状態が循環不全（circulation failure）であり、臨床所見、血行動態の変化、生化学検査の結果をも

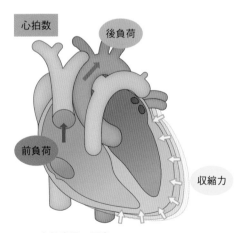

図1　心拍出量の要素

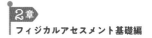

とに、総合的な評価が必要な病態です[1]。ショックは全身の組織が十分に酸素を利用できる状態ではなく、致死的な急性循環不全とされ[2]、全身への酸素供給低下、組織への血液還流不足、酸素の利用障害などの病態が生じます。

　ショックの判断は、循環不全と同様に臨床所見、バイタルサイン、検査結果などを総合的に行います。特徴的な所見として、ショックの5Pとよばれる「蒼白（pallor）」「冷汗（perspiration）」「虚脱（prostration）」「脈拍微弱（pulselessness）」「呼吸不全（pulmonary insufficiency）」があります。これらのうち一つでも認めたらショックと判断されます。また、ショックの3つの窓と呼ばれる「皮膚所見（冷たく湿って蒼白）」「腎（0.5mL/kg/h以下の尿量低下）」「中枢神経（意識障害、見当識障害など）」は、臓器における低灌流を評価する指標です[3]。

一次評価における循環のフィジカルアセスメント

　一次評価では正常な循環が機能しているかを判断するため、ショックの有無を観察します[4]。ショックは単に血圧が低下した状態ではなく、酸素の需給バランスが崩れ、致死的な症状が出現します。ショック状態を早期に認知し、蘇生できるようなアセスメントが必要です。

ショックの分類

　ショックは障害を受ける病態から、①心原性ショック、②循環血液量減少性ショック、③血液分布異常性ショック、④心外・閉塞性ショックの4つに分類されます。これらのショックでは、循環の要素として前負荷、後負荷、収縮力のいずれかが障害され、組織への酸素供給が低下しているため、循環のアセスメントから早期に対処し、多臓器不全を予防することが重要です。

循環の調節機構とショック症状（心原性ショック、循環血液量減少性ショック）

　循環は、自律神経支配による神経性調整ならびにホルモンなど血中の生理活性物質による液性調節という外因性調整、さらには局所組織に備わった作用による局所性調節で調節されています[5]。循環を評価するためには、全身における自律神経やホルモンなどによる調節機能を把握することが必要であり、異常の早期発見などに役立ちます。表1に心拍出量低下時の循環調節機構の作用とショ

表1 心拍出量低下時の循環調節機構の作用とショック症状

作用			神経性調節	液性調節	ショック症状
心拍数		上がる	交感神経	カテコラミン	頻脈
一回拍出量	心収縮力	上がる	交感神経	カテコラミン	血圧上昇（維持）
	循環血液量	増加		ADH、RAA系	
末梢血管抵抗		増やす	交感神経	RAA系	末梢冷感／顔面蒼白
			交感神経	カテコラミン	冷汗

RAA：レニンアンジオテンシンアルドステロン、ADH：バソプレシン

ック症状を示します。

✸ 心原性ショックと症状

心筋虚血や不整脈などに起因する心ポンプ機能低下に伴い、一回拍出量が減少することによって生じます。原因には、心筋梗塞や心筋炎などによる心筋性、心室頻拍などの頻脈性および房室ブロックなどの徐脈性不整脈による不整脈性、弁膜症や心室中隔穿孔などによる機械性があります。症状としては、心収縮力が低下するため前負荷は上昇しますが、ポンプ機能の低下により血圧は低下します。

✸ 循環血液量減少性ショックと症状

出血などの体液喪失に伴い、循環血液量が減少することによって生じます。原因には、手術や外傷に伴う出血性、脱水や血漿成分の喪失に伴う体液喪失性があります。症状としては、前負荷および心収縮力の低下に伴い、頻脈や血圧低下が出現します。

血液分布異常性ショックと症状

血管の拡張や血管透過性の亢進によって血液分布に異常をきたすことで生じます。原因には、感染による敗血症、薬剤などによるアナフィラキシー、脊髄損傷などによる神経原性があります。症状としては、後負荷の低下に伴い血圧が低下します。心ポンプ機能は初期には上昇して高心拍出量症候群を呈しますが、ショックの進行に伴い低下していきます。

心外・閉塞性ショックと症状

物理的な圧迫による拡張障害や、拡張期の血液充満が障害されることによって生じます。原因には、緊張性気胸や心タンポナーデなどによる機械的な閉塞、肺血栓塞栓症や肺高血圧などによる肺動脈からの血液流入障害があります。症状としては、肺動脈から左心系への血液流入が障害されるため左心系の前負荷が低下し、心ポンプ機能も低下し、血圧が急激に下がります。

二次評価における循環のフィジカルアセスメント

二次評価では、一次評価で生理学的に不安定と判断した状態について原因検索を行います。ここでは、一次評価で顕在化もしくは潜在化していると考えられる問題に焦点を当てるフォーカスアセスメントから循環不全およびショックに陥る可能性を判断します。

循環不全に陥る可能性のある疾患

循環不全に陥る可能性のある疾患として、急性冠症候群（ACS）、急性大動脈解離、肺血栓塞栓症、緊張性気胸があります。これらでは循環不全から生命の危機状態に陥る可能性が高く、見逃してはいけない疾患です[6]。また、重症度次第ですが、急性心不全や不整脈も循環不全に陥る可能性

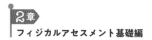

がある疾患として忘れてはなりません。

循環不全に陥る可能性のある疾患と問診のポイント

問診では、OPQRST、SAMPLER を活用し、主訴などの症候から循環不全に陥る疾患を推論します。循環系の症状を呈する場合、多くの患者で重症度が高く、緊急性を要します。患者本人から問診できない場合、可能な限り関係者に主訴や発症様式などを問診すべきです。

✺ OPQRST でのポイント

発症様式（O）では、「突然の発症」は冠疾患や動脈解離の可能性があります。「活動後の発症」であれば、肺血栓塞栓症や労作性の狭心発作などが疑わしいでしょう。増悪寛解因子（P）では、安静により胸部症状が改善するか否かで狭心症（改善する）、ACS（改善しない）の可能性を考えます。性状や程度（Q）では、「絞扼感」は ACS、「引き裂かれるような疼痛」は大動脈解離の可能性があります。部位や放散の有無（R）では、「放散痛」があれば ACS が考えられます。「背部痛、痛みの移動」では大動脈解離を疑います。随伴症状（S）として、「呼吸困難」を伴う場合は肺血栓塞栓症や緊張性気胸の可能性もあります。時間経過（T）では、痛みを時系列に捉え、「ゼロ」になる場合や「硝酸薬で改善」する場合は狭心症を疑います。一方、「30 分以上」持続する痛みは ACS を疑うべきです。このように、問診では症候から循環不全に陥る疾患を想起し、推論するアセスメントを実施しなくてはなりません。

✺ SAMPLER でのポイント

循環器疾患は突然の発症以外に再発するケースも少なくありません。そのため、内服歴（M）は重要な手がかりとなります。既往歴（P）では、循環器疾患だけではなく、骨折および術後であれば血栓による塞栓症の可能性もあります。現病歴（E）は、OPQRST を活用して疾患を想起します。また、リスク因子（R）では、虚血性心疾患の三大危険因子である「喫煙」「LDL コレステロール高値」「高血圧」を考慮します。年齢、メタボリックシンドローム、糖尿病なども危険因子として把握しておく必要があります。

循環不全に陥る可能性のある疾患と身体所見のポイント

二次評価では原因検索として詳細な全身観察を行います。全身観察では、頭から足先まで系統的に観察しますが、顕在化している所見だけではなく、鑑別に必要な情報も含めて収集し、循環不全に陥る疾患を身体所見から推論します。循環不全に陥る可能性のある疾患が想定される身体所見としては、気管偏位、頸静脈怒張、胸郭挙上の左右差、呼吸音、心音、血圧などがあります。

気管偏位、頸静脈怒張、呼吸音・胸郭挙上の左右差は緊張性気胸を疑う所見です。軽度の気胸でも呼吸音・胸郭挙上の左右差は出現しますが、気管偏位や頸静脈怒張を伴っていれば、縦郭の圧迫や血液がうっ滞する循環不全を示唆します。血液がうっ滞して出現する頸静脈怒張は、そのほかにも ACS や肺血栓塞栓症による右心負荷で出現している可能性もあります。

呼吸音（断続性副雑音）、心音（Ⅲ音）がある場合、心筋梗塞を想起します。断続性副雑音は聴取される部位の範囲によって心機能障害の程度が異なるため（Killip分類）、聴取部位も観察します。また、Ⅲ音は左室充満圧の上昇を伴う心不全で聴取され、左室充満圧の上昇は急性心筋梗塞を疑う所見です。

（20mmHgを超える）血圧の左右差では、大動脈解離が考えられます。引き裂かれるような痛み、背部痛、痛みの移動など問診結果を合わせてアセスメントします。

血液データから循環不全を見抜くポイント

✸ CaO₂、DO₂

循環は酸素の運搬および組織への灌流で成立します。酸素の運搬は、動脈血酸素含有量（CaO₂）および酸素運搬量（DO₂）が指標となります。CaO₂は血中ヘモグロビン濃度（Hb）、動脈血酸素飽和度（SaO₂）および動脈血酸素分圧（PaO₂）で規定されます（①）。しかし、PaO₂は0.003をかけるため誤差に等しく、実質的にはHbとSaO₂によって酸素の含有量が判断できます。DO₂はCaO₂に心拍出量（CO）を掛け合わせた値です。そのため、酸素運搬能はCOの要素（前負荷、収縮力、後負荷、心拍数）とCaO₂で評価できることになります（②）。

循環不全では、主に心拍出量の低下によって酸素運搬能が低下します。その場合、Hb値やSaO₂という血液データも合わせて循環の状態を判断する指標となりえます。

①動脈血酸素含有量（CaO₂）＝ $1.34 \times Hb \times SaO_2 + 0.003 \times PaO_2$

②酸素運搬量（DO₂）＝ $CO \times 1.34 \times Hb \times SaO_2$

✸ 乳酸値

組織への酸素運搬が十分であっても、それ以上に酸素が消費されていれば酸素需給バランスは崩れることになります。その指標となるのが乳酸値です。組織が低酸素に陥り、嫌気性代謝になることで乳酸値は上昇します。2mmol/L（18mg/dL）以上が高乳酸血症で、組織低酸素の診断だけではなく、ショックの重症度判定や治療への反応の指標としても有用です[7]。

乳酸値の上昇は代謝性アシドーシスを引き起こします。生体は酸塩基平衡を保つために体内の酸（二酸化炭素：PaCO₂）を排出するため、頻呼吸を呈します。これが循環不全において頻呼吸が出現する原因です。

おわりに

循環のフィジカルアセスメントでは、これまで解説した生理学などの基礎知識を理解しておくことが重要です。心臓の拍動だけではなく、全身に血液が環流して酸素が届けられることで循環は成立します。そのため、単に所見をとるだけではなく、個々の所見の持つ意義を考え、論理的に所見をまとめ、循環に関わる所見と病歴を関連付けなければなりません[8]。系統的な身体診察などを実

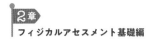

施するだけではなく、今ある所見の意義や潜在的な状態も含め、確実な知識をもとに整理することが求められるのです。血圧や脈拍などのバイタルサインも心拍出状態を判断する重要な所見であるため、単に数値として理解するのではなく、異常の有無など臨床推論をもとに、血行動態が安定しているのか、ショックなのか、酸素は全身の組織に行き渡り生命活動が維持できているかといった循環の状態をアセスメントしていくことが重要です。

引用・参考文献

1) 藤野裕士編. "循環不全の定義と診断". 急性循環不全. 東京, 中山書店, 2019, 2-8.
2) Cecconi, M. et al. Consensus on circulatory shock and hemodynamic monitoring. Task force of the European Society of Intensive Care Medicine. Intensive Care Med. 40 (12), 2014, 1795-815.
3) Vincent, JL. et al. Clinical review: Circulatory shock - an update: a tribute to Professor Max Harry Weil. Crit Care. 16 (6), 2012, 239.
4) 日本救急看護学会監修. "初療における一次評価と二次評価". 救急初療看護に活かすフィジカルアセスメント. 東京, へるす出版, 2018, 31-7.
5) 日本救急看護学会監修. "循環器系". 前掲書4. 66-75.
6) 日本救急看護学会監修. "初療における急性症状の救急看護実践−胸痛−". 前掲書4. 145-54.
7) 佐藤康次ほか. ショック. 救急・集中治療. 32 (4), 2020, 935-43.
8) 福井次矢ほか監修. "心血管系". ベイツ診察法. 東京, メディカル・サイエンス・インターナショナル, 2008, 279-335.

（石川幸司）

③循環のフィジカルアセスメント

4

脳神経のフィジカルアセスメント

脳循環

　脳は総頸動脈から分岐する左右の内頸動脈と、鎖骨下動脈から分岐する左右の椎骨動脈の合計4本で栄養され、全身の臓器の中で最もエネルギー代謝が活発な臓器です。脳の質量は体重の約2%ですが、血流量は心拍出量の約15〜20%、酸素消費量は全身の約20%、ブドウ糖消費量は全身の約25%にのぼります。脳は血流によって運搬された大量の酸素とブドウ糖を取り込んで代謝を行い、二酸化炭素と代謝産物を排泄しながら機能維持を図っています。脳組織は虚血に弱く、血流が数分間停止して酸素欠乏状態になると不可逆的な機能障害が起こります。

　脳血流量のコントロールは脳灌流圧と脳血管抵抗で行われています。脳血流量と脳灌流圧、脳血管抵抗は、「脳血流量＝脳灌流圧／脳血管抵抗」の式で表すことができ、脳血流量は脳灌流圧（動脈血圧）に比例します。つまり、血圧が上昇すれば脳血流量は増え、低下すれば脳血流量は減少します。また、高二酸化炭素血症や低酸素血症、アシドーシスは脳血管の拡張と収縮を招き脳血管抵抗が変化するため、脳血流量に影響を及ぼします。血圧は日内変動があるため、そのたびに脳血流量が変化するというわけではありません。脳には脳血流を一定に保つための脳循環自動調節能（**図1**）[1]という機能があり、これによって血圧の変動に足して脳血流を一定に維持しているのです。脳血管抵抗についても、脳血流量と同様に自動調節能が働き、脳血管の収縮と拡張をして維持しています。

一次評価における脳神経のフィジカルアセスメント

　一次評価での脳神経のフィジカルアセスメントの目的は、頭蓋内圧亢進と脳ヘルニアに陥っていないかを見抜くことです。

脳ヘルニア

　脳ヘルニアは、頭蓋内圧が亢進した結果、脳が本来の位置から押し出された状態のことで、押し出された組織だけでなく、嵌入した先の組織にも異常をきたすため、さまざまな神経症状を引き起こします（**図2**）。詳細な解説は割愛しますが、脳ヘルニアは発生部位によって①大脳鎌下ヘルニア、②テント切痕（鉤）ヘルニア、③上行性テント切痕ヘルニア、④小脳扁桃ヘルニアに大別されます。テント切痕ヘルニアでは、中脳の圧迫によって意識障害、呼吸障害、片麻痺、除脳硬直、瞳

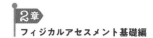

● 脳血流量＝脳灌流圧（平均動脈血圧）／脳血管抵抗
　平均動脈圧＝（収縮期血圧－拡張期血圧）×1/3＋拡張期血圧
　脳灌流圧＝脳動脈圧（平均血圧）－頭蓋内圧
　頭蓋内圧＝脳実質圧＋血液圧＋脳脊髄液圧
● 脳の自動調節能
　生理的範囲：平均動脈圧 60～160mmHg

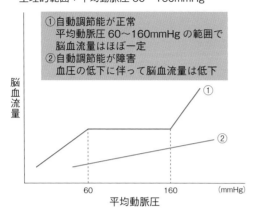

①自動調節能が正常
　平均動脈圧 60～160mmHg の範囲で
　脳血流量はほぼ一定
②自動調節能が障害
　血圧の低下に伴って脳血流量は低下

脳血流量

平均動脈圧

図1 脳循環自動調節能（文献1より改変）

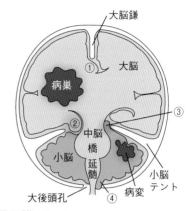

大脳鎌

大脳

病巣

①

②

③

中脳
橋
延髄

小脳

小脳
テント

病変

大後頭孔

④

図2 脳ヘルニア
①大脳鎌下ヘルニア、②テント切痕ヘルニア（鉤ヘルニア）、③上行性テント切痕ヘルニア、④小脳扁桃ヘルニア

④脳神経のフィジカルアセスメント

孔散大、対光反射消失などを認めます。小脳扁桃ヘルニアでは延髄の圧迫によって急激な意識障害、呼吸停止が生じます。

頭蓋内圧亢進症状

　頭蓋内は脳実質、血液、髄液が一定の割合で構成しており、頭蓋内占拠病変（脳浮腫、脳出血）や静脈のうっ血、髄液異常（水頭症）によって頭蓋内圧は亢進します（図3）。

クッシング徴候

　脳灌流圧と頭蓋内圧、全身血圧の関係は、「脳灌流圧＝全身血圧－頭蓋内圧」で表すことができます。頭蓋内圧が上昇すると脳灌流圧を一定に保とうと血圧が上昇します。頭蓋内圧が上昇すると脳血管が圧迫されるため、交感神経が刺激され血圧が上昇することがその機序です。さらに代償機構として圧受容体が刺激され、徐脈が生じます。これをクッシング徴候と呼びます。この代償機構が破綻すると脳ヘルニアに陥ります。

意識障害の評価

　意識は、大脳皮質と上行性網様体賦活系によって維持されています。そのため、大脳皮質、間脳、脳幹のいずれかが障害された場合に意識障害が起こります。意識を評価するときは Glasgow Coma Scale（GCS）（表1）、Japan Coma Scale（JCS）（表2）などのスケールを用いて、意識の程度や意識障害の有無について客観的に評価していきます。脳ヘルニアをきたすと脳幹が圧迫され、上行性網様体賦活系の障害をきたし、重度の意識障害に陥ります。GCS 8点以下は脳ヘルニアを疑う指標でもあります。

　意識を評価する際の痛み刺激によって異常肢位を認めることがあります（図4）。脳ヘルニアを起

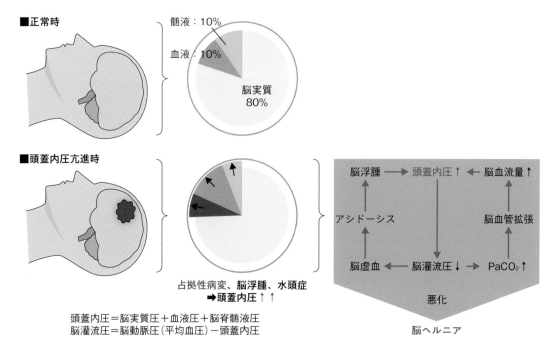

図3 頭蓋内圧亢進の病態（文献2より改変）

表1 Glasgow Coma Scale（GCS）

E：Eye opening 開眼		V：Best verbal response 最良の言語反応		M：Best motor response 最良の運動反応	
E4	自発的に	V5	見当識あり	M6	指示に従う
E3	言葉で	V4	見当識なし	M5	痛い場所に手を持っていく
E2	痛みで	V3	不適当な単語	M4	逃避屈曲
E1	開眼せず	V2	無意味な発声	M3	異常屈曲
		V1	発声せず	M2	異常伸展
		VT	挿管中	M1	全く動かない

こすと脳幹の障害をきたすため、徐脳硬直が見られる場合は脳ヘルニアを疑います。

✴ 瞳孔反射、対光反射（Ⅱ：視神経、Ⅲ：動眼神経）

瞳孔の観察では、対光反射・瞳孔径および左右差を観察します。対光反射の観察法には、光を照らした側の瞳孔収縮を観察する直接対光反射と、光を照らした反対側の瞳孔収縮を観察する間接対光反射の2つがあります。目から入った光刺激は求心路（入力）である視神経（Ⅱ）から中脳を介し、遠心路（出力）である動眼神経（Ⅲ）に伝わり、縮瞳が起こります。したがって、視神経と動眼神経の異常が評価できます**（図5）**。

脳ヘルニアを起こすと脳幹（中脳）が圧迫されるため、視神経、動眼神経の障害をきたし、対光反射消失や瞳孔不同の所見が出現します。

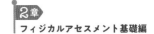

表2 **Japan Coma Scale（JCS）**

Ⅰ：刺激しなくても覚醒している状態	
0	清明である。
1	ほぼ意識清明だが、今ひとつはっきりしない。
2	見当識障害がある。
3	自分の名前、生年月日が言えない。
Ⅱ：刺激をすると覚醒するが、刺激を止めると眠り込む状態	
10	普通の呼びかけで容易に開眼する。
20	大きな声または身体を揺さぶることによって開眼する。
30	痛み刺激を加えつつ呼びかけを繰り返すことによって開眼する。
Ⅲ：刺激をしても覚醒しない状態	
100	痛み刺激に対して払い除ける動作をする。
200	痛み刺激に対して少し手足を動かしたり、顔をひそめる。
300	痛み刺激に反応しない。

R：restlessness（不穏）、I：incontinence（失禁）、A：akinetic mutism, apallic state（自発性喪失）

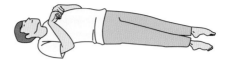

除皮質硬直

大脳皮質や白質など広範囲の障害

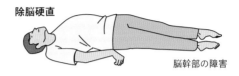

除脳硬直

脳幹部の障害

図4 **異常肢位**（文献3より作成）

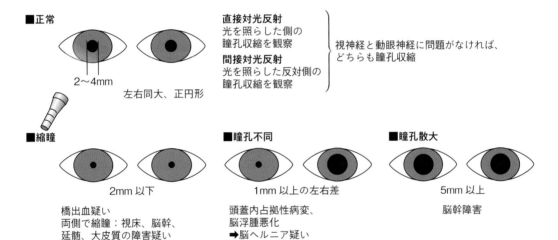

■正常

2〜4mm

左右同大、正円形

直接対光反射
光を照らした側の瞳孔収縮を観察

間接対光反射
光を照らした反対側の瞳孔収縮を観察

視神経と動眼神経に問題がなければ、どちらも瞳孔収縮

■縮瞳

2mm以下

橋出血疑い
両側で縮瞳：視床、脳幹、延髄、大皮質の障害疑い

■瞳孔不同

1mm以上の左右差

頭蓋内占拠性病変、脳浮腫悪化
➡脳ヘルニア疑い

■瞳孔散大

5mm以上

脳幹障害

図5 **瞳孔反射、対光反射**

✦異常肢位

　除皮質硬直は大脳皮質の広範な障害によって、除脳硬直は脳幹の障害によって認められます（図4）。意識障害時に意識を評価する際の痛み刺激によって異常肢位を認めることがあり、特に除脳硬直は脳ヘルニアを示唆する所見です。

二次評価における脳神経フィジカルアセスメント

　脳ヘルニアに陥る可能性のある疾患として、頭蓋内疾患を取り上げて解説します。

問診のポイント

　問診では、SAMPLER にて効率よく情報を得ていきます。ただし、意識障害を伴う場合には患者自身からの聴取は困難であり、家族や関係者などから情報収集します。また、頭蓋内疾患を疑う主訴として頭痛が挙げられます。意識障害と頭痛を主訴として来院されたときの問診について解説します。

S：Symptom（主訴）

　いつから、どのような症状があったかを聴取をします。頭痛や意識障害の発症様式と時間経過は鑑別疾患を挙げる上で重要な情報となります（表3）。突然発症では血管の疾患が疑われるため、脳出血やくも膜下出血を想起します。

A：Allergy（アレルギー）

　脳ヘルニアとの直接関連は低いですが、アナフィラキシーショック時に意識障害をきたすこともあるため、意識障害の鑑別としては重要です。

M：Medication（内服薬）

　降圧薬の内服情報は脳出血、くも膜下出血などの頭蓋内疾患の鑑別で重要です。抗凝固薬を内服していれば出血傾向が強くなり、頭蓋内出血が疑われます。また、血糖降下薬を内服している場合は、高血糖、低血糖を疑います。

P：Past medical history（既往歴）

　高血圧では、動脈硬化などから血管が脆弱となるため、脳卒中が疑われます。また、糖尿病がある場合は、血糖異常を疑います。

L：Last meal（最終食事）

　頭蓋内疾患を予測する上では重要な項目ではありませんが、糖尿病で血糖降下薬を服用していたりインスリンを使用している場合には、服薬と食事時間の関係から低血糖発作なども疑われ、重要な情報となります。また、脳出血など手術が必要な疾患の場合は最終食事が重要です。

E：Event（現病歴）

　頭痛や嘔吐など前駆症状も重要な情報です。頭痛を伴う場合には、OPQRST 法に沿った問診を加えることで、より精度の高い問診となります。

R：Risk factor（危険因子）

　脳卒中のリスク因子として喫煙歴や飲酒歴、家族歴などの情報を収集する必要があります。

表3 意識障害の発症様式と可能性の高い疾患

発症様式	可能性の高い疾患
突発性	くも膜下出血、大動脈解離、不整脈
急性	脳梗塞、低酸素、低血糖、薬物中毒
亜急性	髄膜炎、脳炎、敗血症
徐々に	脳腫瘍
繰り返す	てんかん、肝性脳症、低血糖

（文献4より改変）

症候

　脳卒中を疑う症候としては、意識障害、頭痛、嘔気／嘔吐、めまい、麻痺などがあります（**表**

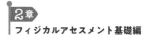

表4 **脳卒中を疑う症候とその特徴**

症候	疑われる障害部位または疾患	特徴
意識障害	大脳皮質、間脳、脳幹	GCS合計スコア8点以下、JCS Ⅱ-30以上では重症意識障害と判断する。
頭痛	頭蓋内疾患、髄膜炎、緑内障	「経験したことのない」「殴られたように」など、いつもとは違う表現で訴える頭痛は危険なサイン。
嘔気／嘔吐	頭蓋内病変：頭蓋内圧亢進	頭蓋内圧亢進時は嘔気を伴わない突然の噴出する嘔吐が特徴。
	小脳病変	
めまい	小脳、脳幹、延髄	他の症状と合併した症状出現時には注意が必要。
麻痺	片麻痺：大脳半球、内包後脚、中脳、橋	上位運動ニューロン、下位運動ニューロン、神経筋接合部、筋のいずれかの障害によって、障害部位に応じた麻痺が生じる。
	四肢麻痺：脳幹、頸髄、末梢神経	
	対麻痺：胸髄、腰髄	
	単麻痺：大脳半球（特に皮質）	

表5 **身体所見とアセスメントの視点**

所見	アセスメント視点	検査方法
片麻痺	頭蓋内病変によって内包や大脳皮質運動野が障害されることによって、上位運動ニューロンが障害され片麻痺が生じる。	バレー徴候、ミンガッチーニ試験など
言語障害	運動性言語中枢（ブローカ中枢：話すことを担う）が前頭葉、感覚性言語中枢（ウェルニッケ中枢：言葉の理解を担う）が側頭葉、視覚性言語中枢（絵などを見て口に出して喋ることを担う）が後頭葉に存在している。それぞれの障害部位に応じた症状が現れる。	患者との会話 ※救急初療においては言語障害を診断するわけではないため、専門的検査は行わない。
眼球運動（人形の目現象）	脳幹や中脳に障害を受けると、人形の目現象が消失し、頭部と同側に眼球が動く。	人形の目試験
髄膜刺激徴候	脳出血や感染などによって髄膜が刺激されたときに症状を認める。羞明、頭痛、嘔吐などの自覚症状と併せて、髄膜刺激徴候の観察を行う。	項部硬直、ケルニッヒ徴候、ブルジンスキー徴候、ネックフレクションテスト、ジョルトアクセンチュエイション
病的反射	腱反射の亢進→上位運動ニューロンの障害 腱反射の消失・減弱→反射弓の障害 病的反射→上位運動ニューロンの障害	バビンスキー反射、チャドック反射など
小脳失調	小脳の障害だけでは麻痺は生じないが、運動失調を生じる。運動失調（小脳失調）は、四肢の運動失調、体幹の運動失調、構音障害（断綴性言語）などを特徴的とする。	鼻指試験、膝踵試験など

4）。これらの所見は、頭蓋内圧亢進および脳ヘルニア徴候のサインでもあり、見逃してはならない所見です。

身体所見

　脳卒中を疑う身体所見として、片麻痺、言語障害、眼球運動障害、髄膜刺激徴候、病的反射、小脳失調などがあります（**表5**）。脳卒中が疑われる際にはこれらの身体所見について観察を行いますが、意識障害など患者の状態によってはすべての身体所見をとることは困難です。身体所見をとることに固執せず、とることが可能な身体所見について観察を行っていくことが重要です。

表 6 意識障害の鑑別：AIUEOTIPS

A	Alcohol	アルコール
I	Insulin	血糖異常
U	Uremia	尿毒症
E	Encephalopathy、Endocrinopathy（adrenal、thyroid）、Electrolytes、Electrocardiography（arrhythmia）	脳症、内分泌異常、電解質異常、心電図（不整脈）
O	Oxygen（hypoxia）、Overdose	低酸素血症、薬物中毒
T	Trauma、Temperature（hypo/hyperthermia）	外傷 、体温異常
I	Infection	感染症
P	Psychogenic	精神疾患
S	Stroke、Shock、Seizure	脳血管障害、ショック、痙攣

脳神経症状をきたす頭蓋外疾患

　表 6 に示すように、意識障害を認める疾患は多岐にわたり、脳神経症状をきたす疾患は頭蓋内疾患とは限りません。鑑別すべき疾患にショックや低酸素血症などがありますが、これらは緊急性が高く、迅速な対応が求められます。意識障害にショックを合併した場合、「意識障害＝脳疾患」といった短絡的な思考では、患者を救命することはできません。むしろ頭蓋内疾患でショックに陥ることはまれです。そのほかにも、低血糖発作では脳卒中様症状（片麻痺、言語障害、意識障害、不穏など）を認めることがあります。低血糖発作の対応の遅れは、不可逆的な神経学的障害を招いてしまうため、意識障害を認めたら血糖測定が必須です。

　意識障害だけにとらわれず、ABC の安定化を図った上で原因検索を行っていくことが重要です。

引用・参考文献
1) 医療情報科学研究所編．"脳血管障害"．病気がみえる vol.7 脳・神経．東京，メディックメディア，2011，60．
2) 医療情報科学研究所編．"頭蓋内圧亢進"．前掲書1．128．
3) 日本救急看護学会監修．"初療の系統別フィジカルアセスメント"．救急初療看護に活かすフィジカルアセスメント．東京，へるす出版，2018，83．
4) 日本救急看護学会監修．"初療における急性症状の看護実践"．前掲書3．210．

（市村健二）

フィジカル
アセスメント
実践編

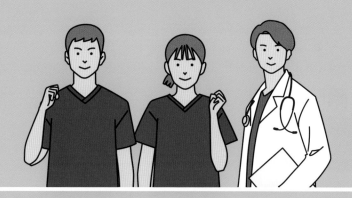

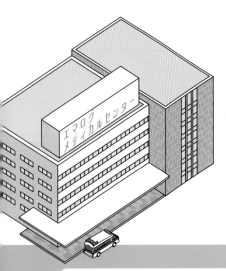

3章の読み方ガイドマップ&舞台となるエマログメディカルセンター

○○○○年○月○日のエマログメディカルセンターの状況

エマログメディカルセンターは250床の総合病院で24時間体制の二次救急医療を提供しています。

救急診療の体制：救急医師は1人で、日中は救急外来を担当しています。夜間は内科、外科各1名の当直医の体制で医師は病棟の管理も兼ねています。心疾患、脳卒中などについての手術、カテーテル治療は可能。重症外傷については近隣の救命センターへ紹介搬送することが多くなっています。

看護単位：救急病棟と救急外来が同じ単位。夜間の救急外来は2人の看護師で対応しています。

ベッドの体制：救急外来室には4ベッドあり、観察室は6ベッドです。救急外来室のベッドは、緊急度が高い患者についてはベッド①として、緊急度が低い患者はベッド④を基本としてベッドの調整が行われています。

この救急外来にやってくる患者さん、
13症例の対応を
一緒に考えてみましょう！

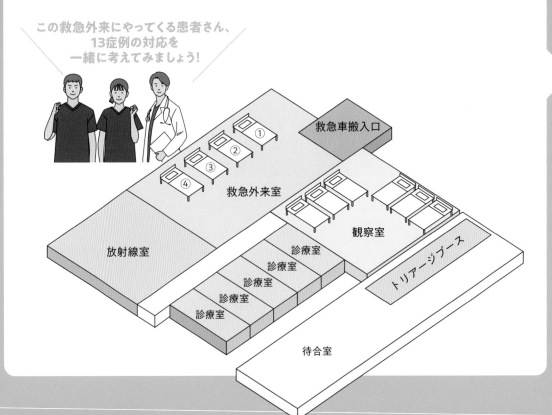

3章は実践編です。1章、2章の解説を踏まえて、実際の症例をもとに考えていきます。現場でも使える9つの問題に沿って看護実践を計画し、アセスメントしていきます。関連図も示していますので、キーワードで振り返ることもできます。ポイントを押さえて振り返ることでよりよい看護計画を提案、実践していくことを目指します。

3つのフェーズごとに問題を解きながら実践力をアップさせていきましょう！

トリアージと蘇生フェーズ

問1 一次評価の所見と異常症候を挙げてください。

問2 異常症候を分析し、緊急度の判断と場の調整、救急処置の看護実践について提案してください。

問3 主訴から見逃してはいけない疾患とよくある疾患を挙げてください。

問4 二次評価では仮説形成をした上で情報収集します。仮説形成後は患者情報から仮説を検証し、疾患を予測してください。その上で一次評価を統合させ、改めて緊急度を判断して看護実践を行うための根拠を提示してください。

検査の選択フェーズ

問5 二次評価の仮説検証後の検査の選択とその根拠、検査の目的について述べてください。

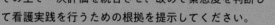

看護問題と看護実践フェーズ

問6 検査結果から仮説検証を行い、医師と検査結果、診断を共有してください。

問7 医学診断後の病態アセスメント、一次評価、二次評価を統合して看護問題を特定してください。その上で看護計画を立案し、その根拠を提示してください。

問8 関連図を提示してください。

問9 最後に、これまでの看護実践の評価と継続的な観察を行い、再度、緊急度の判断と継続的な看護実践を提案してください。

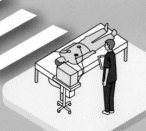

頭痛

患者受け入れ前の状況

【救急外来の体制】 内科医師１名と看護師１名がベッド①にて「呼吸困難」を主訴に搬送されてきた患者の対応を行っている。また外科医師は病棟での患者対応のため不在である。

【救急隊情報】 48歳女性。午後8時頃に突然の頭痛。その後嘔吐した。頭痛と嘔気が持続するため救急車を要請した。

【受け入れ準備】 内科医師へ救急隊情報を伝達したところ、まずはベッド③で看護師のみで患者を受け入れ、患者状態を医師へ報告するよう指示を受けた。

患者受け入れ時の状況（一次評価）

【第一印象】 苦悶様表情（＋）

【一次評価】 気道開通（＋）、頻呼吸（−）、呼吸補助筋の使用（−）、頸静脈怒張（−）、橈骨動脈触知（良好）、頻脈（−）、徐脈（−）冷汗（−）、冷感（−）、皮膚湿潤（−）、GCS 15点（E4V5M6）、明らかな四肢麻痺（−）、低体温（−）、高体温（−）、外傷（−）

【バイタルサイン】 血圧185/95mmHg、心拍数80回/min（洞調律）、SpO$_2$ 98%（room air）、脈拍18回/min、体温36.3℃

［トリアージと蘇生フェーズ：一次評価］

問1 一次評価の所見と異常症候を挙げてください。

　一次評価における気道（A）、呼吸（B）、循環（C）、意識（D）、全身観察・体温（E）の観察において異常は認められません。しかしバイタルサインでは血圧185/95mmHgと高血圧が認められています。

問2 異常症候を分析し、緊急度の判断と場の調整、救急処置の看護実践について提案してください。

【緊急度の判断と看護実践の根拠】

　一次評価では大きな異常は認められないものの、バイタルサインにおいて高血圧が認められます。高血圧は脳卒中および脳卒中を含めた心血管イベントの最大の危険因子です。要因はわかりませんが、血圧上昇は疼痛に伴う交感神経作用の影響によるものか、頭蓋内圧亢進症状に伴うものか現段階では判断できません。急変に対応できるよう、モニタリングの実施と急変対応の準備を行う必要

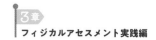

があります。また、現段階では緊急度が高いとは言えないため、ベッド③のままで対応します。さらに詳細観察として二次評価の観察を行い、改めて緊急度を判断し、医師に報告することとします。

【看護実践】

場の調整：ベッド③のまま受け入れを行う。

救急処置の準備、実施：モニタリングの実施

問3 主訴から見逃してはいけない疾患とよくある疾患を挙げてください（表1）。

表1 頭痛の見逃してはいけない疾患とよくある疾患

見逃してはいけない疾患
くも膜下出血、脳出血、髄膜炎、緑内障、硬膜下血腫（急性・慢性）、急性硬膜外血種、脳腫瘍、一酸化炭素中毒、頸動脈・椎骨動脈解離
よくある疾患
片頭痛、緊張性頭痛、感冒、副鼻腔炎、群発頭痛、帯状疱疹

［トリアージと蘇生フェーズ：二次評価］

問4 二次評価では仮説形成をした上で情報収集します。仮説形成後は患者情報から仮説を検証し、疾患を予測してください。その上で一次評価を統合させ、改めて緊急度を判断して看護実践を行うための根拠を提示してください。

【仮説形成】

　一次評価では明らかな異常は認められませんが、高血圧などのバイタルサインの異常を伴う頭痛は積極的に二次性頭痛（症候性頭痛）、すなわち見逃してはいけない疾患を疑わなければなりません。今回は突然発症であること、嘔気が持続していること、外傷などによる頭部への直接外力が加わっていないことを考え、くも膜下出血、脳出血、髄膜炎、緑内障について仮説形成を行いました。

①
頭
痛

患者受け入れ時の状況（二次評価：問診）
【主訴】 頭痛
【現病歴】 午後8時頃、食事中に突然の後頭部痛があり、その後嘔吐した。今までで経験したことのない痛みであり、痛みの増悪・緩解因子は明確ではない。頭痛が増悪したため救急要請した。頭部に外力が加わるようなイベントはなし。
【自覚症状】 頭痛あり、嘔気あり、視野障害なし、眼の痛みなし、感冒様症状なし
【既往歴】 片頭痛、高血圧（未治療）

【アレルギー】なし【内服薬】ロキソプロフェン 60mg 1 錠（頓服）

【生活歴】喫煙：20 本 /day（28 年間）、飲酒：機会飲酒、ADL：自立

【最終飲食時間】午後 8 時

患者受け入れ時の状況（二次評価：身体所見）

【頭部・顔面】打撲痕（－）、外出血（－）、瞳孔 / 対光反射（L = R 2.5mm/+）、共同偏視（－）、注視眼振（－）、眼球の充血（－）

【頸部】後頸部痛（＋）、項部硬直（＋）、頸静脈怒張（－）

【胸部】胸郭左右差（－）呼吸副雑音（－）、心雑音（－）

【腹部】平坦で軟らか、圧痛（－）、腸蠕動音（＋）

【四肢】上肢バレー徴候（－）、ミンガッチーニ徴候（－）

【髄膜刺激症状】項部硬直（＋）、ケルニッヒ徴候（－）、ブルジンスキー徴候（－）、ジョルトアクセンチュエイション（－）

【仮説検証】

〈現病歴、発症形態から検証〉

- **くも膜下出血**：突然発症であり、今までに経験したことのない頭痛であること、さらに痛みが増悪していることを考えると最も可能性が高いと考えます。
- **脳出血**：突然発症であり、増悪する頭痛であることから可能性があると考えます。
- **髄膜炎**：髄膜炎の場合、発症初期から感冒様症状を呈し徐々に全身状態が悪化し、頭痛や発熱をきたすケースが多いため、発症形態からは可能性は低いと考えます。
- **緑内障**：急性緑内障発作では急激な頭痛や嘔気を伴うため、発症形態だけでは否定はできません。

〈随伴症状、身体所見から検証〉

- **くも膜下出血**：項部硬直が認められ髄膜刺激症状があります。血圧上昇も認められることから可能性が高いと考えます。
- **脳出血**：麻痺や局所の神経症状はありませんので、神経学的所見だけで検証すると可能性は低いですが、小脳出血など麻痺が出現しない脳出血もあるため、完全にはルールアウトできません。
- **髄膜炎**：項部硬直が認められ髄膜刺激症状があります。しかし発熱はなく、突然発症であることから再度判断する必要があります。
- **緑内障**：瞳孔の異常はなく、視力障害もみられないことから可能性は低いと考えます。

〈リスク因子〉

　喫煙や高血圧は動脈硬化の原因の一つであり、脳卒中をきたす危険因子の一つです。長期の喫煙歴や未治療の高血圧があることから脳出血やくも膜下出血をきたす可能性は高いと言えます。

【緊急度の判断と看護実践の根拠】

　突然発症の頭痛であり、激しい疼痛、髄膜刺激症状も陽性、既往歴にも高血圧症があることから、

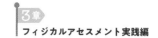

くも膜下出血が疑われます。現時点ではバイタルサインは安定していますが、血圧上昇はおそらく、頭蓋内圧亢進が影響を及ぼしている可能性があります。緊急性は高く、医師へ報告します。また、くも膜下出血に伴い再破裂の可能性もあるため、モニタリングの継続、末梢静脈路確保、気管挿管などの準備をしていきます。

【看護実践】

場の調整：医師へ情報提供

救急処置の準備、実施：モニタリング継続、バッグバルブマスク（BVM）、気管挿管、末梢静脈路確保の準備

その他：CT 検査の準備

頭痛の臨床推論のポイント

　頭痛は救急外来で遭遇する訴えの中で頻度の高いものの一つです。臨床推論のポイントとしては二次性頭痛を見逃さないことが重要で、危険な症状や所見の有無について SNOOP でスクリーニングを行うことが重要です（**表 2**）[1]。

　また問診の際には OPQRST を用いることが多いのですが、頭痛に関しては O（Onset）が最も重要で PQRST は逆の順に重要性が高いため、OTSRQP の順に聴取します（**表 3**）[2]。例えば本症例のように発症様式や時間経過でくも膜下出血などの危険な頭痛が疑われた場合は、残りの問診は最小限にして必要な身体所見をとり、速やかに緊急検査を実施します。

表 2 SNOOP による危険な症状・所見の有無の確認（文献 1 より作成）

S	Systemic symptoms/signs	全身性の症状（発熱、悪寒、寝汗、筋肉痛、体重減少など）
	Systemic disease	全身性疾患（悪性疾患、免疫不全状態、HIV など）
N	Neurologic signs/symptoms	神経学的症状や徴候（意識障害、麻痺、項部硬直など）
O	Onset sudden	突然発症した人生最悪の頭痛（雷鳴様頭痛）
O	Older patient	50 歳以降の発症
P	Previous headache history	以前の頭痛との種類の変化、増悪、発作間隔の短縮など

①頭痛

表 3 頭痛に関する病歴聴取法（文献 2 より改変）

Onset	発症様式	突然発症、緩徐発症、痛みのピークまでの時間
Time course	時間経過	経過、持続時間、発症年齢、日内変動
Severity	程度	最悪か否か、日常生活への支障度
Site	部位	片側・両側、神経領域との関連性（三叉神経 / 帯状疱疹）
Related symptom	関連症状	・意識障害、局所神経症状、発熱 ・前兆、悪心・嘔吐、音過敏・光過敏・臭い過敏（片頭痛） ・頭痛と同側の鼻汁、結膜の充血、流涙、顔面紅潮など自律神経症状（群発頭痛） ・先行する感冒症状、片側顔面の圧痛（副鼻腔炎） ・視力障害（緑内障発作、側頭動脈炎、原田病など） ・気分の落ち込み、楽しみの消失（うつ病）
Quality	性質	拍動性、締め付けられる痛み
Provocation	誘因／緩解・増悪因子	・月経関連：月経前症候群、片頭痛 ・薬剤関連：降圧薬、血管拡張薬、経口避妊薬、鎮痛薬過量内服 ・体位：立位で増悪（低髄液圧症候群） ・飲酒・入浴（緊張性頭痛では軽快、片頭痛では悪化することが多い）
その他	既往歴／家族歴／個人歴	くも膜下出血の家族歴、片頭痛の家族歴、アルコール多飲、カフェイン過剰摂取など

【髄膜刺激症状のフィジカルアセスメント】

　髄膜刺激症状のスクリーニングテストの代表的なものとして項部硬直・ケルニッヒ徴候・ブルジンスキー徴候、ジョルトアクセンチュエイション、ネックフレクションテストの確認があります。これらはくも膜下出血や髄膜炎など髄膜が刺激された際に出現する症状です。以下に髄膜刺激症状の確認方法を示しますのでアセスメントの参考にしてください（図 1）。

項部硬直

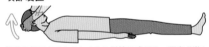

頭部を前屈させようとすると抵抗を感じる。硬直が激しい場合は項部が板のようになり、頭部と同時に肩も浮く

ケルニッヒ徴候

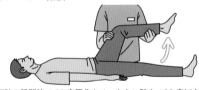

下肢を股関節で 90 度屈曲させ、さらに膝を 130 度以上伸展させようとすると、抵抗があり、疼痛を感じる

ブルジンスキー徴候

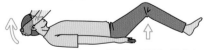

頭部を前屈させようとすると股関節と膝関節が屈曲する

ジョルトアクセンチュエイション

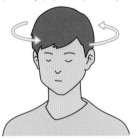

坐位で水平に首を振ってもらう。頭部を 1 秒間に 2～3 回の速度で左右に水平回旋させ、頭痛が悪化した場合に陽性

ネックフレクションテスト

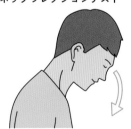

直立して首を前方に倒してもらう

図 1　代表的な髄膜刺激症状のスクリーニングテスト

［検査の選択フェーズ］

問5 二次評価の仮説検証後の検査の選択とその根拠、検査の目的について述べてください。

【仮説検証の結果】

　くも膜下出血、脳出血、髄膜炎、緑内障について仮説検証を行った結果、くも膜下出血を強く疑います。しかしほかの疾患についても完全に除外できているわけではありません。

【検査の目的と検査の所見】

　検査についてはくも膜下出血の確定診断および脳出血、髄膜炎、緑内障を確実にルールアウトする目的で実施します。くも膜下出血の診断で最も有用な検査が頭部単純 CT ですので、速やかに頭部 CT 検査が実施できるよう準備を進めていきます。また発症直後の合併症としてたこつぼ型心筋症や神経原性肺水腫があります。これはカテコラミンの急激な上昇（カテコラミンサージ）による肺の血管透過性亢進や微小循環障害が関与していると言われています。したがって、術前準備も含め、静脈血採血、12 誘導心電図、胸部 X 線、心エコーで呼吸、循環の評価を行います。

【看護実践】

検査の準備：頭部 CT、静脈血採血、12 誘導心電図、胸部 X 線、心エコー

検査選択のポイント

　くも膜下出血に対する頭部単純 CT 検査は、経験豊富な放射線科医師が読影して発症 6 時間以内であれば感度・特異度とも 100%[3] と言われています。まれに時間経過や高度貧血が理由で CT のみでは診断ができないケースがありますので、その場合は MRI 検査を実施するか、腰椎穿刺を行い、髄液が血性かキサントクロミーかを確認する必要があります。

検査結果

【頭部 CT】 くも膜下出血を認める（Fisher 分類 3）。
【3DCTA】 前交通動脈瘤を認める。
【静脈採血】 異常所見（－）
【12 誘導心電図】 洞調律、QT 延長（－）、ST 変化（－）
【胸部 X 線】 うっ血（－）
【心エコー】 壁運動異常（－）、左室駆出率 72%

① 頭痛

［看護問題と看護実践フェーズ］

問6 検査結果から仮説検証を行い、医師と検査結果、診断を共有してください。

　頭部CTでくも膜下出血があり、そのほかの脳出血、髄膜炎、緑内障は除外されたことを医師と確認しました。またカテコラミンの急激な上昇（カテコラミンサージ）による肺の血管透過性亢進や微小循環障害による心機能低下や肺水腫は認められないことも確認しました。

医学診断

【診断】 くも膜下出血（Hunt and Kosnik 分類 Grade Ⅱ）
【治療】 コイル塞栓術

問7 医学診断後の病態アセスメント、一次評価、二次評価を統合して看護問題を特定してください。その上で看護計画を立案し、その根拠を提示してください。

【看護診断：非効果的脳組織循環リスク状態】

　患者は既往歴に未治療の高血圧症がある上に喫煙習慣もあることから動脈硬化や動脈瘤形成のリスクが高い状態であったことが推察されます。今回は「突然の」「今まで経験したことのない」頭痛を主訴に救急搬送されており、動脈瘤の破裂によるくも膜下出血が起きたものと考えます。また一次評価では特に大きな異常がみられないことから、頭蓋内圧の上昇があったとしても程度は軽い状態であると考えます。しかし、急性期では出血部位が完全に止血されるまでは再出血の可能性があるため、非効果的脳組織循環リスク状態を看護診断として挙げます。

【看護実践の提案】

　看護実践として最も重要なのが再出血の予防と、再出血をきたした際の迅速な救命処置です。まずは一次評価、二次評価を継続的に実施しモニタリングすることが重要です。特に血圧の管理は重要で、降圧薬が投与できるように準備しておきます。さらに患者に対して安楽な体位や環境を提供し、必要時には鎮静ができるよう薬剤の準備もしておきます。

　再出血による頭蓋内圧亢進が起こった場合は、意識障害や呼吸停止をきたす場合もあるため、気管挿管や人工呼吸器の準備もしておきます。また速やかにコイル塞栓術に移行できるように、管理師長や臨床工学技士との情報共有も行います。

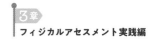

看護計画

看護問題（診断）：非効果的脳組織循環リスク状態
看護目標：脳動脈瘤の再破裂による再出血を起こさずコイル塞栓術が実施できる

O-P	・バイタルサイン／モニタリング ・呼吸状態 ・意識状態（GCS、JCS） ・瞳孔の観察 ・神経脱落症状 ・クッシング徴候の有無（収縮期血圧上昇／脈圧増大／徐脈） ・必要時には頭部 MRI 検査を実施
C-P	・気道・呼吸管理の準備（気管挿管・呼吸器の準備） ・循環作動薬の準備と投与（特に降圧薬） ・鎮痛、鎮静の準備 ・安楽な体位の工夫 ・静かな環境の調整（羞明による血圧上昇を予防するため、照明の調整を行う）
E-P	・安静の必要性についての説明 ・処置やケアについてのわかりやすい説明 ・状態変化時には知らせるように説明

問8 関連図を提示してください（次ページ）。

継続観察

【一次評価】気道開通（＋）、頻呼吸（－）、呼吸補助筋の使用（－）、頸静脈怒張（－）、橈骨動脈触知（良好）、頻脈（－）、徐脈（－）冷汗（－）、冷感（－）、皮膚湿潤（－）、GCS 15 点（E4V5M6）、明らかな四肢麻痺（－）、低体温（－）、高体温（－）

【バイタルサイン】血圧 152/75mmHg（ニカルジピン塩酸塩 10mg を 2mg/h で持続投与中）、心拍数 86 回 /min（洞調律）、SpO$_2$ 98％（room air）、脈拍 18 回 /min、体温 36.4℃

【二次評価】瞳孔 / 対光反射（L ＝ R 2.5mm/ ＋）、共同偏視（－）、後頸部痛（＋）NRS 8/10、項部硬直（＋）、悪心持続

問9 最後に、これまでの看護実践の評価と継続的な観察を行い、再度、緊急度の判断と継続的な看護実践を提案してください。

　一次評価の観察において異常は認められません。入室時に 185/95mmHg であった血圧も、降圧薬の使用により、再出血予防が期待できる 160mmHg 以下にコントロールすることができています。しかし頭痛や項部硬直などの髄膜刺激症状は持続しています。

【緊急度の判断と看護実践の根拠】

　現在、気道、呼吸、循環、意識は安定しています。しかし、再出血が起きれば生理機能が破綻し、心肺停止をきたす危険性があることから緊急度は高いと判断できます。したがって、モニタリングの継続と引き続きの降圧を実施しながら、速やかにコイル塞栓を行う必要があります。

① 頭痛

看護（患者）目標

目標血圧を維持し、再出血を防止することで生命維持を図る

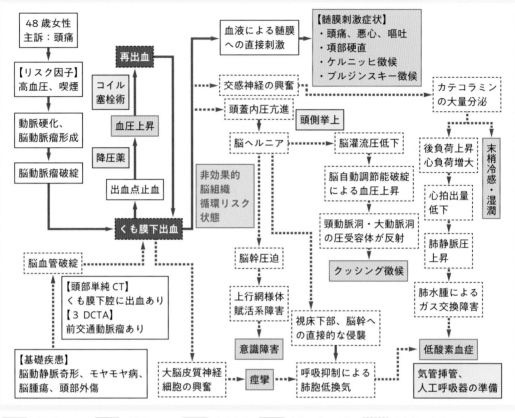

看護計画 O-P　　看護計画 C-P　　看護診断　　身体反応・症状　　潜在的な身体反応・症状

【看護実践】

場の調整：医師へカテーテル室への搬送確認、カテーテル室との連絡調整

救急処置の準備、確認：気管挿管、BVM、呼吸器の準備、除細動器の準備

引用・参考文献

1）Abstracts of the 14th Migraine Trust International Symposium. London, United Kingdom. September 23-26, 2002. Cephalalgia. 22（7）, 2002, 568-613.

2）高橋知子ほか．Ⅰ．頭痛 増悪する頭痛：病歴からのアプローチのすべて．臨床研修プラクティス．5（1），2008，10.

3）Edlow, JA. et al. Avoiding pitfalls iv the diagnosis of subarachnoid hemorrhage. N Eng J Med. 342（1）, 2000, 29-36.

4）山田幸宏編著．看護のための病態ハンドブック 改訂版．東京，医学芸術社，2007，465.

5）日本脳卒中学会脳卒中ガイドライン委員会編．脳卒中治療ガイドライン2021．東京，協和企画，2021，320p.

6）坂本壮．ERナースの思考加速トリアージ．エマログ2022春季増刊．2022，168p.

（坂田 司）

胸痛

［トリアージと蘇生フェーズ：一次評価］

問1 一次評価の所見と異常症候を挙げてください。

呼吸補助筋の使用はありませんが、頻呼吸と頸静脈怒張を認めます。また循環の観察では、末梢冷感と湿潤がみられます。バイタルサインでは、呼吸数は24回/minであり、頻脈があり、血圧は低く、かつ左右差を認めます。

問2 異常症候を分析し、緊急度の判断と場の調整、救急処置の看護実践について提案してください。

【呼吸のフィジカルアセスメント】

〈呼吸の異常〉頻呼吸（呼吸数24回/min）、頸静脈怒張

胸痛があることから、頻呼吸の原因として、疼痛や不安に伴う交感神経の亢進による呼吸数の増加が考えられます。また頸静脈怒張を認めていることから、何らかの要因に伴い胸腔内圧の上昇をきたしている可能性があります。頻呼吸を認めるものの起坐呼吸や呼吸補助筋の使用はないこと、そして高濃度酸素投与中ですが著明な低酸素血症は認めないことから、呼吸不全に伴う頻呼吸の出現とは考えにくいと判断します。

〈呼吸の異常〉頻呼吸（呼吸数 24 回 /min）

　バイタルサインでは低血圧を認めます。循環不全に伴う末梢組織の低灌流から低酸素症をきたし、嫌気性代謝に伴うアシドーシス状態の代償機能として末梢性化学受容体が反応して頻呼吸を呈していると考えられます。

〈循環の異常〉低血圧、血圧の左右差、頻脈、末梢冷感、湿潤、頸静脈怒張

　搬入時のバイタルサインで低血圧および血圧の左右差を認めています。通常、左上肢に比較して右上肢の血圧が軽度高値になるのは、血管の走行において右腕頭動脈が先に分岐するためだと理解できます。しかし、今回は左右の血圧に 30mmHg 程度の乖離があり、血圧低下を引き起こしている要因の一つと考えることができます。

　末梢冷感や湿潤は、何らかの原因で血圧が低下したことにより出現する症状の一つです。機序としては、血圧の低下を圧受容器が感知すると、求心性線維を介して延髄に情報が伝達されます。その反射として、交感神経が賦活化することで副腎髄質からカテコラミンが分泌され、α作用による末梢血管の収縮が起こります。またβ作用による洞房結節刺激・心収縮力増強作用から頻脈に至ります。そして、汗腺の刺激により発汗が生じます。しかし皮膚の状態として末梢血管は収縮して冷感状態のため、発汗を湿潤（冷汗）として認めます。

　頸静脈怒張は胸腔内圧の上昇を反映しています。胸腔内圧の上昇により静脈還流の停滞が起こることで出現します。前負荷亢進の指標となるため、前負荷が上昇する要因を評価します。

【緊急度の判断と看護実践の根拠】

　一次評価では循環不全をきたしており、ショック状態であることがわかります。代償機能が身体所見として現れ、カテコラミン刺激もみられますが、すでに低血圧を認めていることから、代償機能の破綻により心停止に陥る可能性も高く、緊急性が高い状態であると判断できます。そのため、蘇生処置物品の準備と緊急対応が行える場の調整を行います。

【看護実践】

場の調整：人員を確保し、医師も含めた情報の共有と蘇生処置が行える環境調整を行う。

救急処置の準備、実施：酸素投与の継続、ショック状態であるため気管挿管、バッグバルブマスク（BVM）の準備、末梢静脈路確保、除細動の準備、継続的モニタリング

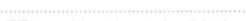

　循環のフィジカルアセスメントでは、血圧を規定する3要素である前負荷、後負荷、心収縮力と、循環調節機能の働きを理解しておくことが大切です。人間の血圧は前負荷、後負荷、心収縮力によって変動します。前負荷は心臓に血液が流入する際の圧を指しており、循環血液量を意味します。そして後負荷は末梢血管の抵抗を意味しており、心収縮力は心機能を意味します。血圧の低下は、いずれかの要素に異常をきたしていることにより起こります。

　一方、循環調節機能として交感神経系とレニン・アンジオテンシン・アルドステロン（RAA）系があり、これら2系統の機能により循環の恒常性が維持されています。

　血圧を規定する3要素と循環調節機能の働きからショック状態を判断し、その原因を考慮できます（図1）。

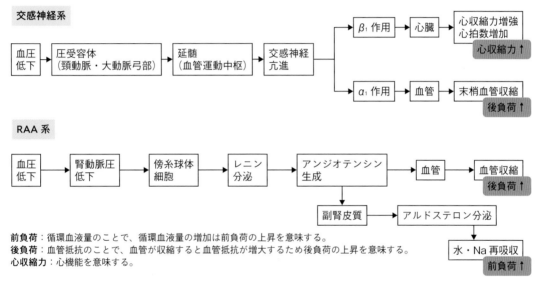

前負荷：循環血液量のことで、循環血液量の増加は前負荷の上昇を意味する。
後負荷：血管抵抗のことで、血管が収縮すると血管抵抗が増大するため後負荷の上昇を意味する。
心収縮力：心機能を意味する。

図1　血圧を規定する3要素と循環調節機能

問3　主訴から見逃してはいけない疾患とよくある疾患を挙げてください（表1）。

表1　胸痛の見逃してはいけない疾患とよくある疾患

見逃してはいけない疾患	
急性心筋梗塞、急性大動脈解離、肺血栓塞栓症、緊張性気胸、特発性食道破裂	
よくある疾患	
呼吸器系	肺炎、胸膜炎、気胸
循環器系	急性心不全、心外膜炎
消化器系	胃十二指腸潰瘍、逆流性食道炎、胆石症、胆嚢炎、膵炎
その他	肋間神経痛、帯状疱疹、筋肉痛、過換気症候群

②
胸
痛

［トリアージと蘇生フェーズ：二次評価］

問4 二次評価では仮説形成をした上で情報収集します。仮説形成後は患者情報から仮説を検証し、疾患を予測してください。その上で一次評価を統合させ、改めて緊急度を判断して看護実践を行うための根拠を提示してください。

【仮説形成】

一次評価ではショック状態であることがわかります。**表1**に挙げた胸痛の見逃してはいけない疾患から仮説形成を行います。いずれの疾患も突然発症し、ショック状態に陥る可能性がある疾患です。

患者受け入れ時の状況（二次評価：問診）

【主訴】 胸痛

【現病歴】 本日夕方から胸痛を認めたが、安静にしていると症状が改善したため自宅で様子をみていた。しかし夕食後に再度、胸背部痛の増強があり救急車を要請した。痛みの移動はなく、絞扼感などは認めなかった。

【自覚症状】 嘔気あり、嘔吐なし、末梢冷感と湿潤あり、NRS 8点

【既往歴】 脂質異常症 **【アレルギー】** なし

【内服薬】 プラバスタチンNa錠10mg 1日1回

【生活歴】 喫煙なし、飲酒なし

【ADL】 認知機能に問題なく、夫の介護を行っている。ADL自立、介護保険未申請

【最終飲食時間】 午後6時頃

患者受け入れ時の状況（二次評価：身体所見）

【顔面】 顔面浮腫（－）、眼瞼結膜の蒼白（－）、眼球黄染（－）

【頸部】 頸静脈怒張（＋）、呼吸補助筋の使用（－）、皮下気腫（－）

【胸部】 胸郭挙上の左右差（－）、外傷や発疹（－）、呼吸音の左右差（－）、鼓音・濁音（－）

【心音】 拡張期雑音（＋）、過剰心音（－）

【腹部】 腹痛（－）、腹部膨満・緊満（－）、腸蠕動音（＋）、拍動性腫瘤（－）

【下肢】 浮腫・腫脹・発赤・圧痛（－）、ホーマンズ徴候（－）

【脳神経】 瞳孔3.0mm（R＝L）、対光反射（＋）、四肢麻痺・知覚異常（－）

【仮説検証】

〈随伴症状、身体所見から検証〉

- **急性心筋梗塞**：安静に伴い症状が改善しています。過剰心音は認めませんが、心雑音を聴取しており、心機能低下によって引き起こされる前負荷上昇により頸静脈怒張を来している可能性があります。症状の寛解があること、また合併症として考えられる身体所見を認めることから、ショックの原因となっている可能性があります。

- **急性大動脈解離**：疼痛部位をみると、当初は胸痛として発症していますが、再度症状が出現したときには胸背部痛となっています。ショック状態を認めており、血圧の左右差もみられます。拡張期雑音を認めることから弁膜症をきたしている可能性も考えられ、大動脈解離の合併症としての症状を呈していることが考えられます。同様に、心タンポナーデを合併していた場合には心筋の拡張障害から前負荷上昇をきたし、頸静脈怒張として現れます。疼痛部位の変化および合併症を疑わせる症状を認めており、ショックの原因として可能性は高いと考えられます。

- **肺血栓塞栓症**：来院時の身体所見では下肢の浮腫や腫脹・発赤・圧痛などは認めません。またホーマンズ徴候もみられません。現在、高濃度酸素マスク10L/minでSpO₂ 98％と酸素化は保たれており、血痰や呼吸困難感も認めません。しかし頸静脈怒張や頻呼吸は確認できるため、完全にルールアウトすることはできませんが、可能性としては高くないと考えます。

- **緊張性気胸**：頸静脈怒張を認めますが、胸郭挙上や呼吸音の左右差はなく、また皮下気腫や打診による鼓音も認めません。外傷・打撲の既往もないことから疑いにくいと考えます。

- **特発性食道破裂**：嘔吐はないものの嘔気があり、胸背部痛を認めていることから病態として考慮しておく必要のある疾患です。しかし、頸部の皮下気腫や上腹部の疼痛などは認めていません。可能性として積極的に疑うものではありません。

〈疾患リスク因子〉

- **急性心筋梗塞**：年齢に伴う血管壁の弾力低下、および石灰化に伴い動脈硬化をきたします。動脈硬化は心血管系疾患のリスク因子であり、脂質異常症は冠動脈プラークや血栓の形成に影響を及ぼすため、可能性を高めます。

【緊急度の判断と看護実践の根拠】

　検証の結果、肺血栓塞栓症、緊張性気胸、特発性食道破裂以外は可能性として考慮していく必要があります。頸静脈怒張がみられ、ショック状態であることから、急性心筋梗塞であれば心機能の低下や弁膜症という合併症が存在している可能性（心原性ショック）、また急性大動脈解離であれば弁膜症および心タンポナーデをきたしている可能性（心外閉塞・拘束性ショック）があります。いずれの場合にも早期診断とともに早期介入を行わないと生命に直結する病態であるため、患者の緊急度は高いと判断できます。ショック状態に対する蘇生物品準備の確認と、心タンポナーデに対しては心囊穿刺（ドレナージ）を追加して準備を行います。また、緊急手術になる可能性を考慮し、手術室への情報提供を行い、緊急手術の可能性と準備態勢確立の依頼を行います。

【看護実践】

場の調整：医師とともに急性心筋梗塞や急性大動脈解離の可能性に関して共有を行う。
救急処置の準備・実施：モニタリング・酸素投与の継続、ショック状態に対する気管挿管・BVMの準備・確認、末梢静脈路確保、除細動の準備確認、心囊穿刺（ドレナージ）の準備を

②胸痛

追加する。

その他：12 誘導心電図の実施、臨床工学技士へ体外循環装置のスタンバイ依頼、マンパワー必要時の応援依頼に関して医師・看護師スタッフと共有する。

胸痛の臨床推論のポイント

　胸痛を主訴とする病態は心血管系だけではなく、消化器系や心因性までさまざまな要因があります。一方で見逃してはいけない疾患には特徴的な訴えや身体所見を認めることがあります。それら特徴的な所見の意図的な観察（問診の OPQRST）は、仮説形成から情報収集や仮説検証を行う上で役立ちます（**表 2**）。

表 2 胸痛で見逃してはいけない疾患の特徴的な訴え・身体所見と病態予測のためのスコアリング

疾患名	特徴的な訴え・身体所見と病態予測のためのスコアリング
急性心筋梗塞	O：突然発症 P：労作時（安静時の場合もある） Q：圧迫感、以前の心筋梗塞に類似 R：胸骨裏、胸部全体、放散痛（肩や腕） S：嘔気、嘔吐、呼吸困難 T：持続的（30 分以上） スコアリング：SET スコア[※1]
急性大動脈解離	O：突然発症 P：変化なし Q：激痛、引き裂かれるような痛み R：背部痛、肩甲骨内側の痛み S：血圧の左右差、脈の左右差、神経局在所見、心雑音 T：裂けた際の痛み、裂けてない時の疼痛消失 スコアリング：ADD リスクスコア[※2]
肺血栓塞栓症	O：突然発症 P：安静解除後、長距離移動後、長時間の同一体位後 Q：圧迫感 R：胸部全体 S：呼吸困難感、失神、血痰、動悸、咳嗽、下肢腫脹・疼痛 T：持続的 スコアリング：Wells スコア、ジュネーブ・スコア、改訂ジュネーブ・スコア
緊張性気胸	O：突然発症（CV 確保や外傷に伴い発症） P：変化なし Q：激しい痛み R：患側 S：呼吸困難感、頸静脈怒張、呼吸補助筋の使用、皮下気腫、患側の呼吸音減弱、鼓音 T：持続的
特発性食道破裂	O：突然発症（約 70％ が嘔吐後に発症） P：変化なし Q：激しい痛み R：胸部全体、胸骨裏 S：上腹部痛、呼吸困難感、皮下気腫 T：持続的

※1　S（症状）、E（心電図変化）、T（トロポニン値上昇）のうち 2 項目以上を満たせば急性冠症候群（ACS）の可能性が高くなる。
※2　基礎疾患、痛みの性状、身体所見の点数によって CT 検査を行うか否かを判断する。

［検査の選択フェーズ］

問5 二次評価の仮説検証後の検査の選択とその根拠、検査の目的について述べてください。

【仮説検証の結果】

　胸痛において見逃してはいけない疾患として、急性心筋梗塞、急性大動脈解離、肺血栓塞栓症、緊張性気胸、特発性食道破裂の5つの疾患を挙げました。検証した結果、急性心筋梗塞および急性大動脈解離を強く疑います。しかし肺血栓塞栓症や特発性食道破裂は完全にはルールアウトできていません。

【検査の目的と検査の所見】

　急性心筋梗塞および急性大動脈解離の確定診断を目的とし、肺血栓塞栓症や特発性食道破裂を確実にルールアウトする目的で準備を行います。

- **心エコー検査**：壁運動障害（急性心筋梗塞）や右室拡大（肺血栓塞栓症）、そして大動脈拡張と解離フラップと呼ばれる内膜と中膜を隔てた壁（急性大動脈解離）を確認できます。また弁膜症や心タンポナーデ（急性心筋梗塞、急性大動脈解離）を評価できます。
- **胸部X線検査**：気胸の存在や縦郭拡大、大動脈内膜の石灰化（急性大動脈解離）、縦郭気腫の存在（特発性食道破裂）を確認できます。
- **静脈血採血**：心筋逸脱酵素（CK／CK-MB、トロポニンT：急性心筋梗塞）や凝固系（FDP、Dダイマー：急性大動脈解離、肺血栓塞栓症）、そして炎症反応など（特発性食道破裂）の確認を行います。
- **12誘導心電図**：虚血性変化とともにT波増高（急性心筋梗塞）を評価します。一方でS1Q3T3やⅡ、Ⅲ、aV_FでのP波増高（肺性P波：肺血栓塞栓症）も確認できます。
- **動脈血採血**：低酸素症や酸塩基平衡の評価（循環不全）、また臓器虚血（急性大動脈解離）の評価、また、低酸素血症・低二酸化炭素血症・$A\text{-}aDO_2$高値（肺血栓塞栓症）の評価のために行います。
- **CT検査**：血栓の存在（肺動脈血栓症）や解離腔の存在（急性大動脈解離）、縦郭気腫や食道の形態（特発性食道破裂）を評価するなど、多くの情報を得ることができます。

【看護実践】

　検査の準備：静脈血採血、動脈血液ガス分析、エコー、胸部X線、12誘導心電図、（造影）CTの準備

②
胸
痛

　見逃してはいけない疾患をルールイン、ルールアウトするためには症状のほかにさまざまな検査方法があります。しかし、どの疾患を積極的に疑うのかによって検査の優先順位は異なります。また患者への侵襲（放射線被曝）を伴うものもあります。患者はショック状態であるため、検査のための移動に伴い、さらなる循環変動が生じることも考慮する必要があります。そのため仮説検証を行った上での検査の選択が重要です。**表3**に疾患別の主な検査内容をまとめます。

表3　疾患別の主な検査

疾患名	診断のために用いる主な検査
急性心筋梗塞	12誘導心電図、静脈血採血（心筋逸脱酵素）、心エコー
急性大動脈解離	静脈血採血（凝固系）、心エコー、胸部X線、CT
肺血栓塞栓症	12誘導心電図、静脈血採血（凝固系）、動脈血採血、心エコー、CT
緊張性気胸	身体所見
特発性食道破裂	胸部X線、静脈血採血（炎症反応）、CT

検査結果

【12誘導心電図】 洞性頻脈、ST変化なし

【心エコー】 壁運動低下（－）、解離フラップ（＋）、心嚢水（＋）、大動脈径の拡大（＋）、大動脈弁逆流軽度（＋）

【胸部X線】 気胸（－）、縦郭拡大（＋）、心拡大（＋）、縦郭気腫（－）、浸潤影（－）

【血液検査】 FDP 6.5 μg/mL、Dダイマー 2.8 μg/mL、トロポニンT 0.028ng/mL、CK 86U/L

【（造影）CT検査】 上行大動脈基部～胸部下行大動脈にかけて偽腔開存型解離を認める。解離は腕頭動脈にも及んでおり、血性心嚢水も認める。肺動脈内の血栓なし。

【動脈血液ガス分析】 pH 7.31、pCO_2 29.6mmHg、pO_2 388mmHg、HCO_3^- 19.8mmol/L、BE －4.0、Lac 3.6mmol/L

［看護問題と看護実践フェーズ］

問6　検査結果から仮説検証を行い、医師と検査結果、診断を共有してください。

　12誘導心電図では明らかなST変化は認めず、心エコー結果では壁運動の低下も認めませんでした。また血液検査でも心筋逸脱酵素の上昇は認めず、急性心筋梗塞は否定的と考えることができます。肺血栓塞栓症に関しては、血液検査において凝固系の異常（線溶系の亢進）が認められます。しかしCTの検査結果では明らかな肺動脈内の血栓は認めませんでした。

　一方、心エコーにおいて解離フラップや心嚢水、大動脈径の拡大を認めており、胸部X線でも縦郭拡大と心拡大を認めます。最終的に造影CTを行うことで、上行大動脈まで解離が存在する急性

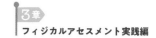

大動脈解離の所見を認めました。頸静脈怒張は血性心囊水の貯留に伴い、心臓の拡張障害をきたしたことによる症状であった可能性が考えられることを医師と共有しました。

医学診断

【診断】 急性大動脈解離（Stanford A）、心タンポナーデ
【治療】 手術

問7 医学診断後の病態アセスメント、一次評価、二次評価を統合して看護問題を特定してください。その上で看護計画を立案し、その根拠を提示してください。

【看護診断：心拍出量減少】

　本症例では夕方から胸痛を認めましたが、安静にしていると症状が改善したため自宅で様子をみていました。しかし、夕食後に胸背部痛が増強し自制外となったため救急車を要請しています。患者が高齢であることより、動脈硬化に伴う動脈壁の脆弱化から大動脈の拡張と内膜剥離が生じ大動脈解離をきたしたと考えられます。夕方に生じた胸痛から、限局的に生じた解離が偽腔開存型解離であったことから解離腔の拡大を認め、夕食後に再度増強した胸背部痛として表出された可能性があります。また解離腔の拡大に伴い、心タンポナーデが顕在化して心拡張障害をきたしています。心拡張障害に伴う前負荷の急激な上昇によって頸静脈怒張が生じ、心拍出量低下から心外閉塞・拘束性ショック状態を呈していると整理できます。したがって、看護診断としては心タンポナーデに伴う心拍出量減少を立案します。

【看護実践の提案】

　心外閉塞・拘束性ショックによる頸静脈怒張および、心拍出量の低下をきたしていることがわかります。心外閉塞・拘束性ショックでは、原因を解除しない限り改善は期待できません。病態がさらに進行することで、より一層、心拍出量低下をきたします。そして生命に直結する危険があるため、早期に根本的治療への移行が円滑に進むように場の調整を行います。そのため看護実践としては、ショック状態に対する一次評価、二次評価の継続的評価とモニタリングの継続が必要です。また経過中に心停止が切迫するほどのショックの増悪を認めた際には、救急外来での蘇生的開胸術と心膜開窓術が行えるように必要物品の確認を行います。二次評価で得られた疼痛の評価スコア NRS 8点に対しては、鎮痛薬（フェンタニル）の投与を医師に相談します。疼痛は不安の増強だけでなく、心筋酸素消費量の増大を引き起こします。また、安静を保持することも重要であるため、除痛への介入を行います。そして体温低下に伴う悪寒の出現は組織酸素消費量をさらに増大させ、低酸素症を増悪させる要因にもなるため、保温・加温に努めます。

②胸痛

看護問題（診断）：心拍出量減少
看護目標：ショック状態から離脱できる。疼痛緩和ができる

O-P	・一次評価：ショック症状、頸静脈怒張
	・二次評価：心音、顔面のうっ血、疼痛の程度（NRS）
	・バイタルサイン／モニタリング（血圧は左上肢で測定する）
	・検査データ（心エコー）
	・水分出納バランス
	・新たな症状出現（臓器虚血に伴う腹痛など）
C-P	・根本的治療の準備（緊急手術に向けた準備）
	・酸素投与（気管挿管・BVM の準備）
	・鎮痛薬の準備
	・目標血圧内での管理（収縮期血圧 ≦ 100～120mmHg）
	・膀胱留置カテーテルの挿入
	・体表露出に伴う低体温の予防と室温調整
	・ベッド上での安静保持
	・心停止切迫時の対応準備（心嚢穿刺・ドレナージ、開胸術、心膜開窓術）
	・除細動／体外循環装置の準備
	・患者／家族の精神的状態把握と情報提供
E-P	・安静の必要性について説明する。
	・疼痛に対しては積極的に除痛への介入を行うことを説明する。
	・処置やケアの前後、また目的に関しては十分な説明を行う。
	・新たな症状出現時や、自覚症状に関しては申し出るように伝える。

問8 関連図を提示してください（次ページ）。

継続観察

【一次評価】気道開通（+）、頻呼吸（−）、呼吸補助筋の使用（−）、頸静脈怒張（+）、末梢冷感（±）、湿潤（±）、顔面蒼白（−）、会話可能、GCS 15 点（E4V5M6）
【バイタルサイン】血圧 94/43mmHg（左）、68/39mmHg（右）、心拍数 108 回 /min、SpO$_2$ 99%（高濃度酸素マスク 10L/min）、呼吸数 20 回 /min、体温 35.8℃
【二次評価】頸静脈怒張あり、異常心音増強なし、NRS 3 点、顔面うっ血なし、新たな症状の出現なし。

問9 最後に、これまでの看護実践の評価と継続的な観察を行い、再度、緊急度の判断と継続的な看護実践を提案してください。

【呼吸のフィジカルアセスメント】

　現在の一次評価においては、依然として根本的治療の準備段階であり、ショックの原因解除に至ってはいないものの、皮膚の冷感・湿潤状態は軽度の改善を認めています。またバイタルサインからは呼吸数の改善と脈拍の軽度減少、および SpO$_2$ の軽度上昇を認めます。鎮痛薬を使用したことにより疼痛スコア（NRS）が改善し、室温調整などにより保温に努めたことで交感神経亢進のさら

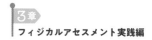

関連図

看護（患者）目標

ショック状態から離脱できる。疼痛緩和ができる

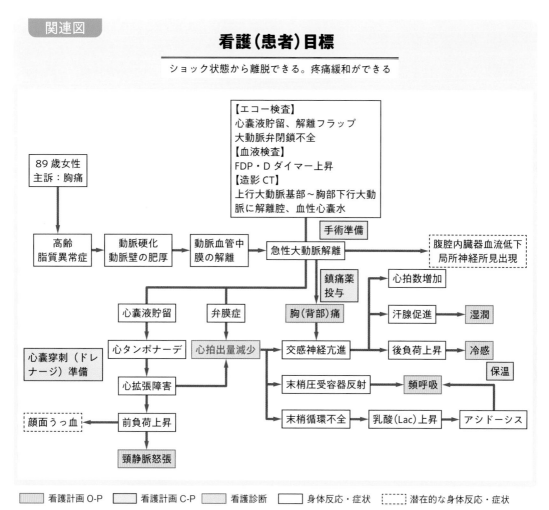

なる上昇は抑えられています。しかし前述したように根本治療が行えていないことから、ショックからは離脱できていないため、継続的なモニタリングが重要です。

【循環のフィジカルアセスメント】

　心タンポナーデの解除による前負荷の改善がない限り頸静脈怒張の消失は見込めませんが、増悪している様子はありません。異常心音も増強していないことから、弁膜症のさらなる悪化はきたしていないと考えられます。しかし、低血圧状態は持続していること、また改善は認めていますが頻脈、末梢冷感・湿潤は残存していることから、ショック状態は継続していると判断できます。CT検査において偽腔開存型解離であったことから、再解離のリスクは非常に高いため、モニタリングと症状緩和への介入を引き続き重要視します。

　再解離のリスク排除を目的とした鎮痛薬の使用や保温といった介入により、一次評価、二次評価、バイタルサインともに軽度改善を認めてはいますが、根本治療が完了するまでリスクは継続しており、予断を許さない状況です。そのため緊急度は依然として高い状態と判断できます。手術室へ受け入れ準備の進捗確認を行い、準備完了が確認できたら、ベッドの動揺に注意しながら手術室への搬送を行います。

> **【看護実践】**
>
> **場の調整**：医師とともに根本治療に向けた準備を進める。手術室看護師との連絡調整と搬送準備を行う。
> **救急処置の準備、実施**：モニタリング・酸素投与の継続、ショック状態に対する気管挿管・BVMの準備、除細動の準備、心嚢ドレナージの準備、開胸術・心膜開窓術の準備を整える。

引用・参考文献

1)　日本循環器学会/日本心臓血管外科学会/日本胸部外科学会/日本血管外科学会. 2020年改訂版 大動脈瘤・大動脈解離診療ガイドライン. https://www.j-circ.or.jp/cms/wp-content/uploads/2020/07/JCS2020_Ogino.pdf.（2022年5月閲覧）

（宮田佳之）

嘔気・嘔吐

患者受け入れ前の状況

【救急外来の体制】 午後 7 時現在、救急外来に患者はいない。内科医師は病棟患者対応中のため、患者来院時は TEL 連絡するよう指示あり。看護師 2 名が待機。

【来院時情報】 救急外来受付の事務スタッフからトリアージ依頼。21 歳男性が主訴「嘔気・嘔吐」にて来院。

【受け入れ準備】 スタンダードプリコーションを実施し感染防御を行った上で接触し、トリアージブースに案内した。

患者受け入れ時の状況 (一次評価)

【一次評価】 自力歩行可能、倦怠感 (+)、気道開通 (+)、頻呼吸 (+)、呼吸補助筋の使用 (−)、喘鳴 (−)、冷汗 (−)、冷感 (−)、顔面蒼白 (−)、外傷 (−)、低体温 (−)、高体温 (−)、体型はやせ型

【バイタルサイン】 GCS 15 点 (E4V5M6)、JCS 0、血圧 138/100mmHg、脈拍 102 回 /min (整)、呼吸数 24 回 /min、体温 36.5℃、SpO_2 100% (room air)

[トリアージと蘇生フェーズ：一次評価]

問1 一次評価の所見と異常症候を挙げてください。

第一印象の評価では、自力歩行可能ですが倦怠感がある様子で、頻呼吸がみられます。バイタルサインは酸素化は良好ですが呼吸が速い状態です。循環動態は保たれていますが頻脈を認めます。

問2 異常症候を分析し、緊急度の判断と場の調整、救急処置の看護実践について提案してください。

【循環のフィジカルアセスメント】

冷汗や冷感、蒼白など循環不全を疑う症状は出現していませんが、何らかの原因により心拍出量が低下し、交感神経亢進状態になっていると考えられます。心拍出量の低下を代償するためカテコラミンが分泌され、呼吸数や脈拍数が増加しています。また、末梢血管抵抗が高くなり、拡張期血圧が上昇しています。

【緊急度の判断と看護実践の根拠】

　一次評価において呼吸、循環の観察で軽度の異常を示している原因は、循環に潜在的問題があると考えられます。しかし、現時点では呼吸状態は安定し、循環動態も保たれている状況です。切迫した状況ではないと判断しますが、嘔気・嘔吐、倦怠感という苦痛症状があるためベッドで安楽な体勢で追加の情報収集を行うこととします。

> 【看護実践】
>
> **場の調整**：トリアージブースから車椅子で観察室ベッドに移動、看護師間での情報共有
> **救急処置の準備、実施**：モニタリング、受水盆、末梢静脈路確保の準備

問3　主訴から見逃してはいけない疾患とよくある疾患を挙げてください（表1）。

表1 嘔気・嘔吐の見逃してはいけない疾患とよくある疾患（文献1より改変）

	見逃してはいけない疾患
脳神経疾患	脳出血、小脳出血・梗塞、くも膜下出血、髄膜炎
眼科疾患	緑内障
循環器疾患	急性冠症候群
消化器疾患	絞扼性腸閉塞、急性虫垂炎、腹膜炎
泌尿・生殖器疾患	精巣捻転
婦人科疾患	卵巣茎捻転、異所性妊娠
全身性疾患	敗血症、菌血症、糖尿病性ケトアシドーシス、アルコール性ケトアシドーシス、アナフィラキシー
薬物中毒	ジゴキシン、テオフィリンなど
	よくある疾患
消化器疾患	便秘、腸閉塞、急性胃炎
泌尿・生殖器疾患	良性発作性頭位めまい症
泌尿・生殖器疾患	尿路結石

［トリアージと蘇生フェーズ：二次評価］

問4　二次評価では仮説形成をした上で情報収集します。仮説形成後は患者情報から仮説を検証し、疾患を予測してください。その上で一次評価を統合させ、改めて緊急度を判断して看護実践を行うための根拠を提示してください。

【仮説形成】

嘔気・嘔吐で見逃してはいけない疾患は、多岐にわたります（**表1**）。これらの仮説形成すべてを網羅する問診、身体所見の観察は困難です。まずは緊急度の高い疾患の仮説形成を行い、特徴的な問診や身体所見を確認します。その中で陽性所見と関係する疾患については改めて詳細に情報収集を行い、疾患をルールイン、ルールアウトしていきます。

患者受け入れ時の状況（二次評価：問診）

【主訴】 嘔気・嘔吐

【現病歴】 半年前に当院の糖尿病内科を受診して以降は受診歴がなく、通院を自己中断。ここ1週間は大学の課題とバイトが忙しく、インスリンを使用していなかった。来院3日前から嘔気が出現し、食事は摂らず激しい口渇があるため、スポーツ飲料や清涼飲料水ばかり飲んでいた（約6L/day）。来院当日、嘔気が強くなり飲水してもすぐに嘔吐してしまい、倦怠感もあるため救急外来を受診した。

【自覚症状】 倦怠感あり、口渇あり

【既往歴】 1型糖尿病 **【アレルギー】** なし

【処方薬】 ランタス®（内服薬なし）

【生活歴】 喫煙歴なし、機会飲酒、大学生で1人暮らし

【最終飲食時間】 来院当日午後5時にスポーツ飲料を飲んだ後に多量に嘔吐。食べ物は3日前からほとんど口にしていない。

患者受け入れ時の状況（二次評価：身体所見）

【眼】 偏視なし（−）、眼振（−）、めまい（−）、充血（−）、眼痛（−）、瞳孔径（両側3.0mm）、対光反射（両側迅速）、視野欠損（−）、視力障害（−）

【口】 口渇（＋）、口腔粘膜の乾燥（＋）、アルコール臭（−）

【耳】 耳閉感（−）、耳鳴り（−）

【頸部】 項部硬直（−）、頭痛（−）、頸部痛（−）

【胸部】 胸痛（−）、呼吸困難（−）、呼吸音（＋）、副雑音（−）

【腹部】 腸蠕動音（正常）、腹痛（−）、腹部膨満（−）、便秘・下痢（−）、踵落とし衝撃試験（−）

【背部・腰部】 腰痛（−）、CVA叩打痛（−）、肉眼的血尿（−）、残尿感（−）

【四肢】 動き・感覚の左右差（−）、指鼻試験（−）、膝踵試験（−）、手回内・回外試験（−）

【仮説検証】

〈現病歴から検証〉

既往歴に1型糖尿病があり、現病歴のインスリン投与中断と飲料水多飲という情報から糖尿病性ケトアシドーシスが疑われるため、まずは簡易血糖測定器で血糖値を確認します。

〈問診と身体所見から検証〉

- **脳神経疾患**：血管リスクとなる糖尿病の既往はありますが、中枢神経障害を疑う神経学的所見の異常はなく、激しい頭痛や後頸部痛の訴えもないため否定的です。

③
嘔
気
・
嘔
吐

- **循環器疾患**：血管リスクとなる糖尿病の既往はありますが、若年者であり、胸部症状の訴えはなく否定的です。
- **消化器疾患**：腹痛はなく、腹部の手術歴や便秘もなく否定的です。
- **全身性疾患**：感染を疑うような病歴聴取はできていませんが、バイタルサインではSIRS（体温＜36℃または体温＞38℃、心拍数＞90回/min、呼吸数＞20回/min）の2項目に該当しますが発熱はありません。qSOFA（意識変容、呼吸数≧22回/min、収縮期血圧≦100mmHg）の該当は1項目のみであり、積極的に敗血症や菌血症を疑う所見は乏しい状況です。

　　また、日常的な飲酒はなくアルコール性ケトアシドーシスも否定的です。インスリンの中断により血糖値が上昇し、糖分を含む飲料水の多飲でさらに血糖値の上昇を招き、血漿浸透圧の上昇によって細胞内脱水から口渇や口腔粘膜の乾燥が出現していることが考えられます。加えて、インスリン不足により脂肪分解が亢進されてケトン体が上昇し、嘔気・嘔吐が出現したと考えられ、糖尿病性ケトアシドーシスの可能性が非常に高いと思われます。

- **薬物中毒**：糖尿病以外の既往はなく、内服歴もないため否定的です。

【緊急度の判断と看護実践の根拠】

　検証の結果、糖尿病性ケトアシドーシスを疑います。高血糖から血漿浸透圧が上昇し、細胞内脱水の状態ですが、嘔気・嘔吐によって水分摂取ができず、粘膜の乾燥と頻脈も認めます。これらから脱水症の重症度では中等度の脱水症にあたり、緊急度は高い状態です**（表2）**[2]。また、高血糖であるにもかかわらず細胞への糖の取り込みが障害されるため、脂肪分解が亢進されケトン体が蓄積します。これによりケトアシドーシスに陥り、意識障害や昏睡を発症する危険があります。加えて、電解質異常をきたすことも少なくないため、モニタリングによる集中管理を行い、急変に備える必要があります。医師へ糖尿病性ケトアシドーシスの可能性があることを報告します。

　救急処置の準備としては、脱水を補正するため大量輸液投与の準備、細胞内への糖の取り込みを促進させるため持続的なインスリン投与の準備、電解質異常を補正するための準備を追加する必要があります。

表2 成人：脱水症の重症度 （文献2より作成）

蘇生	重度の脱水症	典型的な脱水症の特徴を伴う著明な体液喪失およびショックの徴候・症状を認めるもの
緊急	中等度の脱水症	粘膜の乾燥・頻脈、皮膚の張り（ツルゴール）の減少・尿量減少を認めるもの
準緊急	軽度の脱水症	口渇感の増大と濃縮尿の症状があり、水分摂取量の減少または体液喪失の増加またはその両者の病歴を認めるが、バイタルサインは正常であるもの
低緊急	潜在的な脱水症	脱水症状は認めないが、体液喪失が進行する原因となるものが存在するまたは経口水分摂取が困難であるもの

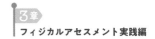
【看護実践】

場の調整：観察室ベッドから救急外来ベッド①へ移動、医師へコール

救急処置の準備、実施：加温された生理食塩液 2〜3L、速効型インスリン、膀胱留置カテーテル、継続的なモニタリング、除細動器、中心静脈カテーテル

その他：簡易血糖測定検査の実施

［検査の選択フェーズ］

問5 二次評価の仮説検証後の検査の選択とその根拠、検査の目的について述べてください。

【仮説検証の結果】

検証の結果、糖尿病性ケトアシドーシスを疑います。しかし、敗血症、菌血症に関しては完全には除外できていない状況です。

【検査の目的と検査の所見】

糖尿病性ケトアシドーシスは「高血糖」「代謝性アシドーシス」「ケトン血症」の3つを特徴とします。American Diabetes Association（ADA）による診断基準は**表3**のようになっています。これら診断基準を確認しつつ、敗血症や菌血症を除外するため、また糖尿病性ケトアシドーシスの発症誘因としてインスリン不足（Insulin）以外に感染症（Infection）や心筋梗塞や脳梗塞といった梗塞（Infarction）があり（3つの"I"）、これらも一緒に評価します。

表3 American Diabetes Association による糖尿病性ケトアシドーシスの診断基準（文献3より作成）

	糖尿病性ケトアシドーシス（DKA）		
	軽症	中等症	重症
血糖（mg/dL）	＞ 250	＞ 250	＞ 250
動脈血 pH	7.25〜7.30	7.00〜7.24	＜ 7.00
血清 HCO_3^-（mEq/L）	15〜18	10〜15	＜ 10
尿中ケトン体	＋	＋	＋
血中ケトン体	＋	＋	＋
血清浸透圧（mOsm/kg）	さまざま	さまざま	さまざま
アニオンギャップ	＞ 10	＞ 12	＞ 12
意識状態	覚醒	覚醒〜ぼんやり	昏迷／昏睡

③嘔気・嘔吐

- **血液ガス検査**：酸塩基平衡、電解質、アニオンギャップ、血糖値を評価するため大変重要です。初期評価時の診断に活用するだけでなく、治療経過で生じる電解質異常や治療効果の評価を行うためにも重要です。ADAでは、2〜4時間ごとにpH、電解質、血糖値などの評価を行うことを推奨しています。また、正確な評価を要する場合には動脈血液ガスで確認する必要がありますが、静脈血ガスでも評価することは可能であり、pHは動脈血より0.05程低く、HCO_3^-は2.0mEq/L程高くなることを知っておくと臨床で患者の動脈穿刺による苦痛を軽減しつつ、検査を実施できます。

- **静脈血採血**：糖尿病性ケトアシドーシスでは浸透圧利尿によってさまざまな電解質が失われます。このため、体内での電解質の絶対量は減っています。特に重要なものとしてカリウムがあります。インスリン不足では、細胞内に糖が取り込まれないだけでなく、カリウムも同様に細胞外に停滞することになります。その結果、体内ではカリウムが欠乏しているにもかかわらず、細胞外である血液中のカリウム値は上昇もしくは正常を示します。しかし、治療によってインスリン持続投与が開始されるとカリウムは細胞外から細胞内へ移動し、低カリウム血症をきたしてしまうことがしばしばあります。このため、生化学による検査で正確な電解質を評価することが重要です。

- **尿検査**：インスリン不足による脂肪分解によって必要以上にケトン体が産生され、過剰なケトン体が体内に蓄積してケトアシドーシスをきたすため、血中・尿中ケトン体の上昇を確認します。

- **エコー検査**：浸透圧利尿によって生じる循環血液量減少の程度や輸液量を評価するために実施します。糖尿病ケトアシドーシスの発症誘因となる心筋梗塞の有無を判断するため、心エコーで壁運動異常を評価します。

- **全身CT検査**：嘔気・嘔吐を発症する敗血症や菌血症の原因特定や、糖尿病性ケトアシドーシスの誘因となる感染症の特定、脳梗塞の有無などを評価します。脳梗塞を積極的に疑う場合は頭部MRI検査を追加します。

- **12誘導心電図**：糖尿病性ケトアシドーシスの誘因となる心筋梗塞を除外するため、また電解質異常の評価や不整脈の把握のために実施します。

【看護実践】

検査の準備：血液ガス（動脈血または静脈血）分析、静脈血採血、血中・尿中ケトン測定、エコー、CT（頭部、胸部〜骨盤）、12誘導心電図

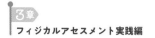

検査結果

【血ガス（動脈血）】 pH 7.241、PCO$_2$ 15.3mmHg、HCO$_3^-$ 6.4mmol/L、乳酸 13.3mg/dL、血糖値 428mg/dL、AG 17.6mEq/L、Na 137mEq/L、K 3.6mEq/L、Cl 113mEq/L

【採血】 白血球 11,500/μL、Na 135mmol/L、K 3.8mmol/L、Cl 106mmol/L、CRP 0.55mg/dL

【血中ケトン】 4.4mmol/L

【尿検査】 比重 1.030、白血球（−）、亜硝酸（−）、ケトン体（3＋）、糖（3＋）

【エコー検査】 IVC 8mm（呼吸性変動あり）、心臓壁運動異常なし

【CT検査】 頭部は脳梗塞所見なし、胸腹部は感染を疑う所見なし

【12誘導心電図】 洞性頻脈、ST変化なし、QT間隔異常なし

［看護問題と看護実践フェーズ］

問6 検査結果から仮説検証を行い、医師と検査結果、診断を共有してください。

　採血結果で軽度炎症所見の上昇があるものの、胸腹部CT検査で明らかな熱源や感染を疑う所見はなく、嘔気・嘔吐を発症する原因となる敗血症、菌血症の可能性は低いと考えます。1型糖尿病の既往があり、血液ガス検査では血糖値428mg/dLと高血糖、pH 7.241とアシデミアでアニオンギャップも17.6mEq/Lと開大しており、代謝性アシドーシスであること、また、血中ケトン4.4mmol/L、尿中ケトン3＋とケトン血症を認め、糖尿病性ケトアシドーシスであることを医師に確認しました。発症原因に関しては、全身CT検査で感染症を疑う所見はありません。また、神経学的所見の異常はなく、頭部CTでも脳梗塞を疑う所見はありません。エコー検査では心臓壁運動異常なく、12誘導心電図でST変化もみられませんので心筋梗塞の可能性は極めて低いと思われます。

　以上のことから、糖尿病性ケトアシドーシスの誘因となる感染症、梗塞は否定的であり、現病歴で確認されたインスリン不足が誘因となって発症したと考えられます。

医学診断

【診断】 糖尿病性ケトアシドーシス

【治療】 輸液投与、インスリン持続投与、電解質補正

問7 医学診断後の病態アセスメント、一次評価、二次評価を統合して看護問題を特定してください。その上で看護計画を立案し、その根拠を提示してください。

【看護診断：＃1血糖不安定リスク状態】

　血中には糖があふれているにもかかわらず、インスリン不足により細胞内への糖の取り込みが障害されているため、細胞では糖と酸素を使ったエネルギー（ATP）産生ができない状態です。そのため、代わりのエネルギー源を脂肪組織の脂肪分解によって得ようとします。遊離脂肪酸が肝臓に運ばれ、β酸化を経てアセチルCoAに変わり、クエン酸回路でエネルギー源となります。このとき

③嘔気・嘔吐

アセチル CoA からケトン体も産生され末梢組織でエネルギー源となります。インスリン投与の中断によって脂肪分解が進行し、エネルギー源として必要以上にケトン体が産生された結果、ケトアシドーシスをきたしています。

　患者が訴える嘔気・嘔吐はケトアシドーシスの症状であり、呼吸回数の増加はアシドーシスを代償するために中枢性化学受容野が反応していると考えられます。これらはインスリン不足により生じている問題であるため、看護問題＃1として血糖不安定リスク状態を挙げます。

【看護診断：＃2 体液量不足】

　日常的に糖尿病治療に対するコンプライアンスが悪く、受診を自己中断している上に、今回は受診1週間前に完全にインスリン投与を中止したことで高血糖状態が続きました。そのため血漿浸透圧が上昇し、体内の水分は細胞内から細胞外へ移行し、細胞内脱水から口渇、多飲、倦怠感が発症しています。このとき患者が口にした水分は糖分の入った飲料であり、さらに高血糖状態を招いたと考えられます。高血糖では浸透圧利尿のため、腎臓の糸球体から糖が排出されるのと同時に水分や電解質も尿として失われます。尿からの水分の喪失に加えて、嘔気・嘔吐の発症で水分摂取もできなくなり、細胞外液である循環血液量が減少し、頻脈や拡張期血圧の上昇がみられたと考えられます。

　循環血液量の減少は身体への侵襲となるため、コルチゾールなどのストレスホルモンや交感神経が刺激されカテコラミンが分泌されます。どちらのホルモンも血糖値を上昇させる働きを持ちます。また、腎血流量の低下はレニン・アンジオテンシン・アルドステロン（RAA）系が反応し、水分、Na の強い再吸収が起こります。その反応により尿からの糖の排出ができず、高血糖を促進させます。細胞内も細胞外も水分が減少している状態であり、看護診断＃2として体液量不足を挙げます。

【看護診断の統合：＃1 血糖不安定リスク状態】

　インスリン不足が原因で脂肪分解亢進をきたしているため＃1が挙げられ、高血糖をきたしているため＃2が挙げられます。原因はどちらも同じであり、看護実践内容も同じとなるため問題を統合し＃1血糖不安定リスク状態のみを看護診断として決定します。

【看護実践の提案】

　継続的に観察することとしては、バイタルサインに加えて心電図波形のモニタリングや嘔気・嘔吐、倦怠感、口渇といった来院時からあった自覚症状、粘膜の乾燥といった身体所見の異常が軽快しているのか、不変なのかといった観察を行います。また、糖尿病性ケトアシドーシスの悪化や治療介入によって生じうる電解質異常などに伴う、腹痛、意識障害、昏睡、クスマウル呼吸（深く速い呼吸）などにも注意して観察を行う必要があります。

　ケア介入に関しては脱水があるため、できるだけ太いゲージ数で2本以上の静脈路確保を行い、

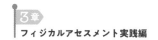

確実な輸液投与を行います。膀胱留置カテーテルを挿入し、水分出納バランスも経時的に観察します。輸液投与量とバイタルサイン変動（頻脈の改善、拡張期血圧の低下、頻呼吸の改善）、自覚症状（嘔気・嘔吐、口渇、倦怠感の軽快状況）の関連性も観察し、医師と情報共有していくことが重要です。

　ケトアシドーシスの改善にはインスリン持続投与が必要であり、医師の指示のもと適切な薬剤濃度で調整し、投与の際も投与速度に注意します。インスリン投与開始に伴って電解質異常（特に低カリウム血症）が急激に進行する場合があるため、心電図波形変化に注意しつつ、医師の指示のもと血液ガス検査を行い、酸塩基平衡、電解質の推移、血糖値の改善状況、アニオンギャップの改善状況を評価します。カリウムの補正は末梢静脈路から投与する場合もありますが、静脈炎のリスクがあるため中心静脈カテーテルを挿入し、より濃い濃度で補正する場合があります。また、頻回な血液ガス検査が必要となるため、穿刺による患者の苦痛を軽減する目的でも、中心静脈カテーテルや動脈圧ラインを挿入して管理する場合もあります。このような侵襲的処置は患者の協力と同意が必要となるため、処置実施前には必ず目的や処置にかかる時間、どのような苦痛を伴うかということを伝え同意を得て実施します。

看護計画

看護問題（診断）：血糖不安定リスク状態
看護目標：適切な輸液投与、インスリン投与を行い、潜在的生理学的異常が顕在化しない

O-P	・バイタルサイン ・自覚症状（嘔気、嘔吐、腹痛、呼吸困難、口渇、倦怠感） ・身体所見（呼吸状態、皮膚・粘膜の乾燥） ・尿量、水分出納バランス ・検査データ（※ 2〜4 時間ごとに血液ガスをチェック：pH、AG、血糖値、電解質） ・心電図波形
C-P	・酸素投与の準備（気管挿管） ・静脈路確保（20G 以上、2 本以上確保） ・加温された生理食塩液 2〜3L を準備 ・膀胱留置カテーテル挿入 ・速効型インスリン持続投与の準備 ・電解質補正薬の準備 ・中心静脈カテーテル挿入の準備 ・保温 ・家族との連絡調整 ・入院病棟との連絡調整
E-P	・処置やケアを行う前に目的やどのような処置か、所要時間などを説明 ・侵襲的処置に対する説明・同意（同意書の確認） ・自覚症状や苦痛症状あれば我慢せず訴えるよう説明 ・病状説明（今回の発症原因や現在の病態について） ・糖尿病看護専門チームとの情報共有、介入依頼

③嘔気・嘔吐

患者への教育的援助としては、1型糖尿病と診断されているにもかかわらず治療を自己中断しており、病態の理解と生活環境の改善が必要となります。入院早期から退院後の生活を視野に入れた支援が必要であり、糖尿病看護認定看護師や慢性疾患看護専門看護師などと情報共有し、介入を依頼することも重要です。

問8 関連図を提示してください（次ページ）。

> **継続観察**
>
> 【**バイタルサイン**】GCS 15点（E4V5M6）、JCS 0、血圧 124/70mmHg、脈拍 92回/min（整）、呼吸数 18回/min、体温 36.5℃、SpO$_2$ 98%（room air）
>
> 【**二次評価**】口渇（＋）、口腔粘膜の乾燥（＋）、呼吸困難（－）、嘔気（軽度＋）、嘔吐（－）、頭痛（－）

問9 最後に、これまでの看護実践の評価と継続的な観察を行い、再度、緊急度の判断と継続的な看護実践を提案してください。

【呼吸フィジカルアセスメント】

　呼吸数 18回/min と頻呼吸は改善しています。インスリン投与によりアシデミアが改善してきていると予測されます。

【循環フィジカルアセスメント】

　脈拍数や血圧も正常化してきています。生理食塩液の投与によって細胞外液（循環血液量）の不足が改善されてきたと予測されます。

【脳神経フィジカルアセスメント】

　意識レベルは来院時から変動なく、四肢の運動麻痺や頭痛などの出現も認めず神経学的所見の異常は認めません。しかし、大量の生理食塩液の投与による浸透圧の低下やインスリン投与による急激な血糖値の低下は、脳浮腫をきたす危険性があり、頭痛や意識レベルの変化に注意が必要です。

【緊急度の判断と看護実践の根拠】

　バイタルサインや身体所見では、呼吸、循環の異常は改善傾向にあります。循環動態に関しては、尿量や水分出納バランスの情報も統合して評価する必要があります。また、輸液やインスリン投与によって生じうる新たな問題として、電解質異常や脳浮腫などがあり、今後もバイタルサインや身体所見の観察だけでなく、血液ガス検査を適宜実施し、電解質、血糖値の推移、pH、アニオンギャップを医師と情報共有しながら注意して観察を続けます。

看護（患者）目標

適切な輸液投与、インスリン投与を行い、潜在的生理学的異常が顕在化しない

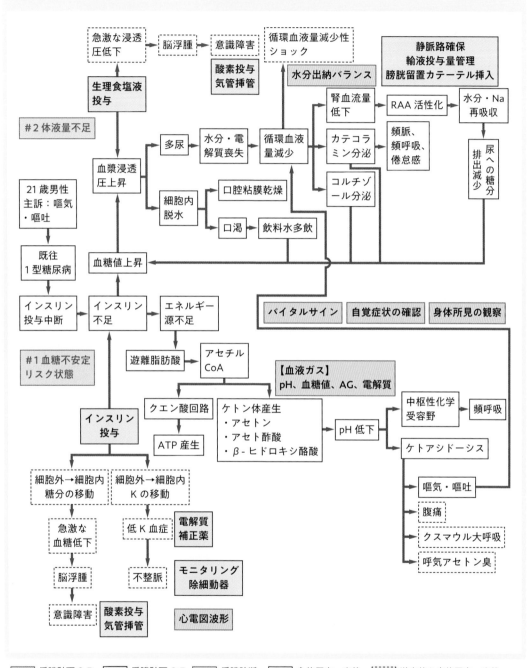

看護計画 O-P　看護計画 C-P　看護診断　身体反応・症状　潜在的な身体反応・症状

【看護実践】

場の調整：ICU／HCU への入室準備

救急処置の準備、実施：加温された生理食塩液、低張輸液（1/2 生理食塩液や 1 号液）の準備、カリウム補正薬の準備、継続的なモニタリング、除細動器、中心静脈カテーテルの準備

引用・参考文献

1) 吉川英里. "Ⅳ主要症状のトリアージ：12嘔気・嘔吐, 下痢". トリアージナースガイドブック2020. 東京, へるす出版, 2019, 131.

2) 日本救急医学会ほか監修. "モジュール4 特別な病態. 2次補足因子, タイプ1". 緊急度判定支援システム JTAS2017 ガイドブック. 東京, へるす出版, 2017, 57-8.

3) Kitabchi, AE. et al. Hyperglycemic crises in adult patients with diabetes. Diabetes Care. 32 (7), 2009, 1335-43.

4) 弘世貴久ほか. 病気がみえる vol.3 糖尿病・代謝・内分泌. 第5版, 東京, メディックメディア, 2021, 70.

5) 田中竜馬. Dr.竜馬のやさしくわかる集中治療 内分泌・消化器編 内科疾患の重症化対応に自信がつく！. 東京, 羊土社, 2020, 431p.

6) 日本救急看護学会『フィジカルアセスメント』編集委員会編. 救急初療看護に活かすフィジカルアセスメント. 日本救急看護学会監修. 東京, へるす出版, 2018, 304p.

（吉川英里）

腹痛

患者受け入れ前の状況

【救急外来の体制】 救急外来室のベッド①には肺炎診断がついて 4L 酸素投与で安定している患者と、ベッド②にめまいで検査結果待ちの患者がいる状況で、内科医師は新規入院患者の対応で病棟に向かったところである。

【救急隊情報】 70 歳男性。昨日から発熱があり、本日午前 7 時に腹痛と発熱で救急車を要請。

【受け入れ準備】 内科医師に報告すると、患者搬入後医師へ報告するよう指示を受ける。発熱と腹痛の情報から、ベッド③で受け入れ準備を始めた。

患者受け入れ時の状況（一次評価）

【一次評価】 気道開通（＋）、頻呼吸（＋）、呼吸補助筋の使用（－）、頸静脈怒張（－）、末梢冷感（－）、冷汗（－）、顔面蒼白（－）、GCS 11 点（E3V3M5）、麻痺（－）、外傷（－）、高体温（＋）

【バイタルサイン】 血圧 100/72mmHg（R=L）、心拍数 112 回 /min、SpO$_2$ 97%（room air）、呼吸数 28 回 /min、体温 39.8℃

［トリアージと蘇生フェーズ：一次評価］

問1 一次評価の所見と異常症候を挙げてください。

　一次評価では頻呼吸があり、高体温、紅潮がみられています。バイタルサインは、血圧は正常ですが、心拍数 112 回 /min、呼吸数 28 回 /min と増加がみられます。

問2 異常症候を分析し、緊急度の判断と場の調整、救急処置の看護実践について提案してください。

【呼吸のフィジカルアセスメント】

〈**呼吸の異常**〉 頻呼吸（＋）（呼吸数 28 回 /min）、SpO$_2$ 97%（room air）

　頻呼吸がありますが SpO$_2$ 97%、異常呼吸音もなく、末梢性化学受容器が反応して出現する呼吸補助筋の使用もないことから、低酸素血症の可能性は低いと考えます。

【循環フィジカルアセスメント】

〈**呼吸の異常**〉 呼吸回 28 回 /min

　発熱があるため炎症性サイトカインにより酸素消費が増大し、頻呼吸を呈していると考えられま

す。また、循環不全状態により組織の低酸素症が進みアシドーシスとなり、末梢性化学受容器が反応して頻呼吸が出現していることが考えられます。

〈循環の異常〉血圧 100/72mmHg、心拍数 112 回 /min

　何らかの原因で心拍出量が減少したため、圧受容器が働き交感神経が興奮してアドレナリンとノルアドレナリンの分泌が増加しました。そして末梢血管が収縮し、房室結節が刺激され、心筋収縮力が増大した結果、心拍数と心拍出量の増加が起きています。また、腎交感神経の興奮によりレニンが分泌され、レニン・アンジオテンシン・アルドステロン（RAA）系が働き、細動脈の収縮および Na と水の腸での吸収や集合管での再吸収が促進されるため、循環血液量が維持されます。これらの代償により血圧が維持されていると考えます。交感神経が興奮していますが、末梢冷感・冷汗がなく発熱もあるため、敗血症に伴う循環不全の可能性が考えられます。

〈脳神経の異常〉GCS 11 点（E3V3M5）

　意識レベルの低下は、敗血症により循環血液量が減少し、脳の低灌流が起きていることを示唆します。また、敗血症診療ガイドライン 2020 では、敗血症における脳障害は、血管内皮細胞の活性化と血液脳関門の破綻、血管自己調節機能の破綻、脳組織への好中球の遊走、神経伝達物質の調節障害、ミトコンドリアの機能不全などにより生じたびまん性脳機能障害とされており [1]、それらが起こり始めている可能性もあります。ミオクローヌスなどはないため、腎機能障害による尿毒症、肝機能障害による高アンモニア血症などの臓器障害には至っていないと考えます。

〈バイタルサインの異常〉呼吸数 28 回 /min、血圧 100/72mmHg、GCS 11 点（E3V3M5）

　敗血症（感染による臓器障害）患者の院内死亡を予測するツールである qSOFA のスコアリング結果は、①収縮期血圧 100mmHg 未満ではなく②呼吸数 22 回 /min 以上であり③意識状態の変化があるため、qSOFA に 2 項目以上に該当し、敗血症が疑われます。

【緊急度の判断と看護実践の根拠】

　一次評価の呼吸・循環において異常を示している原因は、循環不全・ショック状態であることが考えられます。交感神経が興奮している状態ですが、末梢冷感・冷汗はなく、敗血症による循環不全を考慮します。敗血症により血管拡張物質である炎症性メディエーター（NO、ヒスタミン、プロスタグランジン、ブラジキニンなど）が産生され、末梢血管の拡張による相対的な循環血液量不足と、血管透過性の亢進による血漿成分の血管外漏出が起こり、循環血液量減少が進行していると推察され、緊急度が高い状態です。緊急度の高いベッドへ移動させ、内科医師に報告します。また、循環不全のため、酸素投与、末梢静脈路確保、モニタリングを施行します。

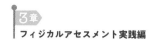

【看護実践】

場の調整：ベッド①へ移動、内科当直医にコール、看護師と情報共有

救急処置の準備、実施：酸素投与、気管挿管、バッグバルブマスク（BVM）の準備、末梢静脈路確保、モニタリング

循環のフィジカルアセスメントのポイント

　循環のフィジカルアセスメントでは、敗血症の早期判断や敗血症に伴う循環の変化、循環調節機構について理解しておくことが重要です。発熱を伴い、qSOFA で①収縮期血圧 100mmHg 未満 ②呼吸数 22 回 /min 以上 ③意識状態の変化、の 3 項目中 2 項目に該当すれば敗血症が疑われます。敗血症では、末梢血管が拡張し、血管透過性の亢進により心拍出量が減少します。圧受容器を介して交感神経の興奮アドレナリン分泌増加が起こり、心拍数と心筋収縮力が増加します。

　カテコラミンの影響により本来は末梢血管が収縮しますが、敗血症の場合は末梢血管拡張作用が上回り、ウォームショックを呈します。

問3 主訴から見逃してはいけない疾患とよくある疾患を挙げてください（表1）。

表1 上部腹痛の見逃してはいけない疾患とよくある疾患

見逃してはいけない疾患	
心血管系	心筋梗塞、大動脈解離、肺塞栓症、胸腹部大動脈瘤破裂、急性腸間膜動脈閉塞症
呼吸器系	緊張性気胸
消化管系	特発性食道破裂、胃潰瘍／穿孔、十二指腸潰瘍／穿孔、絞扼性腸閉塞
肝胆膵	急性胆嚢炎、急性胆管炎、急性膵炎、肝破裂
脾・泌尿器系	脾梗塞、腎梗塞、脾破裂、腎破裂
婦人科系	異所性妊娠破裂、卵巣嚢腫茎捻転
よくある疾患	
心血管系	心筋炎
呼吸器系	胸膜炎、肺炎
消化管系	虫垂炎、憩室炎、腸閉塞、胃炎、腸炎、便秘
肝胆膵	胆石、胆嚢炎
脾・泌尿器系	尿管結石、腎盂炎
婦人科系	Fitz-Hugh-Curtis 症候群（骨盤内炎症性疾患から肝周囲被膜に炎症が波及することが多く、上腹部痛を訴える）

④
腹痛

［トリアージと蘇生フェーズ：二次評価］

問4 二次評価では仮説形成をした上で情報収集します。仮説形成後は患者情報から仮説を検証し、疾患を予測してください。その上で一次評価を統合させ、改めて緊急度を判断して看護実践を行うための根拠を提示してください。

【仮説形成】

　一次評価ではショック状態にあります。上腹部痛において見逃してはいけない疾患は、突然発症のものでは心筋梗塞、大動脈解離、肺塞栓症、緊張性気胸、特発性食道破裂、胃潰瘍／穿孔、絞扼性腸閉塞、十二指腸潰瘍／穿孔、脾梗塞、腎梗塞が、急性発症のものでは急性胆嚢炎、急性胆管炎、急性膵炎があります。今回は急性発症の発症様式ですので急性胆嚢炎、急性胆管炎、急性膵炎と、所見の出方で急性発症の様式となる腎梗塞の4つの疾患で仮説形成を行いました。いずれの疾患もショック状態に陥る可能性のある疾患です。

患者受け入れ時の状況（二次評価：問診）

【**主訴**】発熱、腹痛
【**現病歴**】76歳男性。1日前から体温38.0℃台の発熱があったが様子をみていた。本日朝、体温が39.0℃あり、声をかけると上腹部痛・悪寒を訴えた。嘔気・嘔吐はない。普段より反応が低下しているため救急車を要請。
【**自覚症状**】発熱、上腹部痛
【**消化器症状**】下痢（－）、便秘（－）、排ガス（＋）
【**既往歴**】脂質異常症指摘、高血圧
【**アレルギー**】なし【**内服薬**】なし
【**生活歴**】喫煙なし、飲酒あり。ADL：自立
【**最終飲食時間**】前日昼食

患者受け入れ時の状況（二次評価：身体所見）

【**顔面**】眼球黄染（－）、眼瞼結膜蒼白（－）
【**頸部**】頸静脈怒張（－）、呼吸補助筋の使用（－）
【**胸部**】呼吸音清、鼓音・濁音（－）、呼吸音の左右差（－）
【**心音**】心雑音（－）、Ⅲ音（－）
【**腹部**】平坦、軟。上腹部自発鈍痛（＋）、上腹部の圧痛ははっきりしない。腸蠕動音やや減弱、右背部叩打痛（＋）、マーフィー徴候（－）、筋性防御（－）
【**下肢**】腫脹（－）、発赤（－）、浮腫（－）、圧痛（－）、ホーマンズ徴候（－）

【仮説検証】

〈発症形態と臨時検査の判断〉

　心筋梗塞は否定しておきたいため最初に12誘導心電図を実施します。

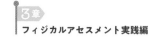

〈随伴症状から検証〉

- **腎梗塞**：大きな梗塞の場合、突然の嘔気・嘔吐・背部持続痛を伴うことが多いですが、小さな梗塞では症状が出ないこともあり否定できません。

- **急性膵炎**：膵炎では腹腔神経叢への反射刺激が極めて大きく、嘔吐反射が重篤で持続することが多いですが、嘔吐はなく激しい腹痛・背部痛もありません。また右側の背部叩打痛からも否定的です。

- **胆嚢炎**：マーフィー徴候はなく、右季肋部の急性の持続痛、嘔気・嘔吐、右季肋部の腫瘤の触知もありません。マーフィー徴候や腫瘤触知がみられない胆嚢炎もあるため、完全に除外することはできません。

- **胆管炎**：発熱・上腹部痛はありますが、持続する強い痛みではなく黄疸もないため、シャルコー3徴を満たしていません。しかし3徴を満たすものは多くないため除外はできません。また右背部叩打痛があるため、右側臓器である胆嚢・胆管炎の可能性が高まります。

〈身体所見から検証〉

- **胆嚢炎**：38℃を超える高熱の頻度は約3割程度と高くないですが、胆嚢炎の典型症状である上腹部痛があるため、完全に除外はできません。

- **胆管炎**：胆管炎に多い悪寒を伴う発熱がみられており可能性が高まります。

〈疾患リスク因子〉

- **胆道疾患の既往**：急性胆管炎の診断において重要とされる胆道疾患はありません。

- **肥満**：胆石症リスクと関係が強く、また肥満が胆嚢壁御脂肪沈着を助長し、胆嚢壁の収縮能低下により起こる慢性無石胆嚢炎もあるため、胆嚢炎・胆管炎の可能性が高まります。

【緊急度の判断と看護実践の根拠】

　検証の結果、胆管炎を疑います。悪寒を伴う高熱があり、qSOFA 2点を満たしていることから、胆管炎による敗血症をきたしている可能性があります。敗血症による血液分布異常性ショックに陥っている可能性が高く、緊急性は非常に高い状態と考えます。

　医師に、胆管炎を疑っており、敗血症性ショックの可能性が高いことを伝えます。また、救急処置の準備は、敗血症性ショックを疑っていますので、気管挿管の準備、蘇生と今後の治療も踏まえて2ルート以上の輸液路の確保と輸液の準備、腹部エコーの準備を追加します。可能性は低いですが、心筋梗塞の除外診断のために12誘導心電図を確認します。

【看護実践】

場の調整：医師にコール（胆管炎による敗血症性ショックの可能性があることを報告）

救急処置の準備、実施：気管挿管の準備、輸液路2ルート以上の確保、モニタリング継続

その他：12誘導心電図検査の実施、腹部エコーの立ち上げ、CT検査の準備

④
腹
痛

　仮説形成から情報収集や仮説検証を行う上で、見逃してはいけない疾患の特徴を理解しておくことが重要です。胆嚢炎にみられるマーフィー徴候は特異度87％ですが、感度20％と低く、マーフィー徴候がみられない胆嚢炎もあります。胆管炎にみられるシャルコー3徴も感度20％程度であり、3徴を満たすものは多くないと言われています。問診を行うときはOPQRSTやSAMPLERに沿ってそれぞれの疾患の特徴を理解しておくことで、仮説検証に役立つ問診・身体所見をとることができます（表2）。

表2　腹痛の見逃してはいけない疾患の特徴

	腎梗塞	急性膵炎	急性胆嚢炎	急性胆管炎
O	突然発症	急性・突然発症	急性発症	急性発症
P	―	背部叩打痛	マーフィー徴候（圧迫しながら深呼吸させると吸気が止まる）、肝叩打痛	背部叩打痛
Q	痛みなし〜激痛（腹膜刺激）／痛みの程度NRS 0〜10	激痛／痛みの程度NRS 8〜10	鈍痛／痛みの程度NRS 0〜8	鈍痛／痛みの程度NRS 0〜5
R	左右一側性、上腹部、背部	背中、左胸部、左肩へ放散する痛み	右季肋部痛、胆石が原因の場合は右肩放散痛、腫瘤の触知	上腹部痛、右季肋部痛
S	嘔気、嘔吐	嘔吐	嘔気、嘔吐、発熱、黄疸	発熱、黄疸
T	持続または増強	持続痛	持続痛	持続痛
リスク	心房細動、心筋梗塞後、心内膜炎による疣贅	大量飲酒、胆石	胆石、肥満	十二指腸腫瘍、胆道疾患の既往

［検査の選択フェーズ］

問5　二次評価の仮説検証後の検査の選択とその根拠、検査の目的について述べてください。

【仮説検証の結果】

　腎梗塞、膵炎、胆嚢炎、胆管炎の4つの疾患が挙がり、検証した結果、胆管炎を強く疑います。胆管炎の確定診断、腎梗塞、膵炎、胆嚢炎のルールアウトは完全にはできていない状況です。

【検査の目的と検査の所見】

　検査については、胆管炎の確定診断目的、また、腎梗塞・胆嚢炎・胆石性膵炎併発についても確実にルールアウトする目的で準備をします。
- **静脈血採血**：炎症所見、肝機能、膵酵素、腎機能の評価
- **動脈血液ガス分析**：酸塩基など循環不全の評価

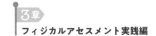

- **腹部エコー検査**：胆管拡張・胆道結石像としてacoustic shadowの有無、胆嚢腫大、胆嚢壁肥厚、胆泥、膵臓腫大・膵周囲の液体貯留などを確認
- **画像検査**：CTで胆管拡張・胆管炎の成因、胆嚢腫大、胆嚢壁肥厚、胆嚢周囲液体貯留、胆嚢周囲膿瘍、主膵管の拡張・閉塞・膵の変形萎縮、腎実質の不染域などの確認
- **12誘導心電図**：ST-T変化および心房細動の有無を確認し、血栓形成のリスクを評価し腎梗塞の可能性がないことを確認

【看護実践】

検査の準備：静脈血採血、動脈血液ガス分析、エコー検査、胸部腹部CT、12誘導心電図

腹痛の検査選択のポイント

　最初の検査としてCTを施行した場合よりエコー検査を施行したほうが感度・特異度・陰性陽性的中率が高いという報告もあり[2]、先行してエコー検査を実施します。すべての急性腹症でCTの適応となりますが、先行のエコー検査で診断が明らかになった場合はCTを省略できるとされています。

　造影CTは、臓器虚血の血流評価や急性膵炎の膵壊死の有無など、重症度・合併症判定に有用とされるため、輸液ルートとは別に造影ルートの確保も準備として必要です。

　上部消化管疾患はCT所見が非特異的で診断が難しいものが多く、CTで異常がなくても見逃してはいけない疾患を完全に除外できないとされます。臨床所見や血液検査など総合的に判断することが重要とされますが、高齢者では腹部身体所見や血液検査が病状を反映していないことも多いため注意が必要です。

検査結果

【12誘導心電図】 洞調律、ST変化なし
【腹部エコー】 胆管拡張（＋）、胆嚢壁肥厚（＋）、胆嚢腫大（＋）、胆泥（−）
【胸部・腹部CT】 肝内胆管拡張（＋）、総胆管拡張（＋）、胆嚢やや腫大、乳頭部に結石2個
【血液検査】 WBC 22,080/μL、CRP 16 mg/dL、T-Bil 4.5mg/mL、ALP 238 U/L、γ-GTP 167U/L、AST 199 U/L、ALT 294U/L、アミラーゼ 195U/L

④腹痛

［看護問題と看護実践フェーズ］

問6　検査結果から仮説検証を行い、医師と検査結果、診断を共有してください。

　12誘導心電図ではST変化はなく心筋梗塞の可能性は低いと考えます。心房細動もみられないため血栓形成による腎梗塞の可能性も低いです。腹部エコー検査では胆管拡張・胆管壁肥厚を認め、

CT で胆管拡張・乳頭部の結石を認めましたが主膵管の拡張はなく、血液検査でも肝機能と炎症値が高値であるため、急性胆管炎であることを医師に確認しました。

医学診断
【診断】 急性胆管炎、敗血症
【治療】 輸液、抗菌薬投与、経皮的胆管ドレナージ

問7 医学診断後の病態アセスメント、一次評価、二次評価を統合して看護問題を特定してください。その上で看護計画を立案し、その根拠を提示してください。

【看護診断：ショックリスク状態】

本症例では発熱後 1 日経過してから熱の上昇と腹痛が出現しました。既往に脂質異常症があるため、胆汁中のコレステロール量が増加して胆管内に胆石を生成し、胆石による胆汁のうっ滞から感染を起こして胆管炎を発症したと考えます。胆管内圧の上昇により細菌が血液・リンパに移行し敗血症に陥っています。炎症メディエーターによって、末梢血管拡張による相対的循環血液量不足と血管透過性亢進による循環血液量減少が起こります。これらによる心拍出量の低下を圧受容器が感知して交感神経が興奮したために、アドレナリン分泌増加と RAA 系の反応による循環調節機構が働いて血圧が維持されています。

看護診断はショックリスク状態を挙げます。

【看護実践の提案】

一次評価および二次評価、観察を継続的に行い、ショックの進行をモニタリングしておく必要があります。循環作動薬の準備、抗菌薬の早期投与のために迅速な検査の調整、循環を安定させ胆管ドレナージによる感染のコントロールができるよう、内科医師から消化器内科医へのコンサルト、消化器内科医と意思疎通を図り検査室の準備を進める必要があります。

看護計画	

看護問題（診断）：ショックリスク状態
看護目標：ショックを顕在化させず、早期治療に移行することができる

O-P	・**一次評価**：循環、ショック症状
	・**二次評価**：腹痛の部位や変化、嘔吐、筋性防御
	・バイタルサイン／モニタリング
	・検査データ（血液ガス、炎症値、肝機能、腎機能）
C-P	・酸素、人工呼吸器準備
	・輸液投与、強心薬・昇圧薬の準備、抗菌薬投与
	・鎮痛薬の準備、安楽な体位の支援
	・尿道カテーテル挿入
E-P	・状態や治療の流れ、実施する処置について説明
	・安静の必要性について説明
	・腹痛増強時は我慢せず申告するように説明

問8 関連図を提示してください。

関連図

看護（患者）目標

ショックを顕在化させず、早期治療に移行することができる

```
┌─────────┐
│ 76 歳男性  │
│ 主訴：腹痛 │
└─────────┘
```

| 脂質異常症 |─| 胆汁中コレステロール増加 |─| 胆石生成 |─| 胆石が乳頭まで流れて嵌頓し、胆汁うっ滞 |

| 抗菌薬 | 胆管炎 | 鎮痛薬 |

| 胆管ドレナージ | 胆管内圧上昇 |─| 腹部鈍痛 |

炎症メディエーターの産生（NO、ヒスタミン、ブラジキニン プロスタグランジン）

細菌が血液・リンパに移行

| 輸液 | 血管透過性亢進 | 血管拡張 |

| 循環血液量減少 | 血管抵抗低下 |

| 強心薬 | 心拍出量低下 |

| 組織低灌流 | 圧受容器 |

| 乳酸 | RAA 賦活化 | 交感神経興奮 カテコラミン増加 | 細動脈収縮 血管抵抗上昇 |

| アシデミア | 循環血液量維持 | 心拍数増加 心筋収縮力増加 | ショックリスク状態 |

| 呼吸代償 頻呼吸 | 静脈灌流量増加 | 血圧正常 = 心拍出量 × 末梢血管抵抗 |→| ショック |

破綻

▦ 看護計画 O-P　▢ 看護計画 C-P　▨ 看護診断　□ 身体反応・症状　⌐⌐⌐ 潜在的な身体反応・症状

④腹痛

継続観察

【一次評価】気道開通（＋）、頻呼吸（＋）、呼吸補助筋の使用（−）、頸静脈怒張（−）、冷感（−）、顔面蒼白（−）、GCS 11 点（E3V3M5）、麻痺（−）、外傷（−）、高体温（＋）

【バイタルサイン】血圧 92/50mmHg（R=L）、心拍数 118 回/min、SpO2 97%（room air）、呼吸数 30 回/min、体温 39.8℃

【二次評価】上腹部自発痛持続、NRS 5、マーフィー徴候（−）、筋性防御（−）

問9 最後に、これまでの看護実践の評価と継続的な観察を行い、再度、緊急度の判断と継続的な看護実践を提案してください。

【呼吸のフィジカルアセスメント】

呼吸補助筋の使用はなく副雑音もないため低酸素血症はない状態と評価できます。

【循環のフィジカルアセスメント】

輸液を開始しても頻脈、頻呼吸は増加しており、ショックが進行して血圧が低下しているため、代償機構が破綻し始めている可能性が示唆されています。

【緊急度の判断と看護実践の根拠】

呼吸不全はありませんが循環不全・ショックは増悪しており、多臓器不全に進行するリスクが高いため、緊急度は非常に高い状態です。十分な輸液と強心薬の準備を進め、循環の安定化を図ります。循環が安定した後、早期に胆管ドレナージが実施できるよう、消化器内科医師や検査室と連携して準備・調整を進めます。

【看護実践】

場の調整：胆管ドレナージ実施のタイミングの確認、放射線技師と画像看護師へ準備依頼
救急処置の準備、確認：気管挿管、人工呼吸器、強心薬、抗菌薬投与の準備

引用・参考文献
1) 日本版敗血症ガイドライン2020特別委員会編. 日本版敗血症診療ガイドライン2020：The Japanese Clinical Practice Guidelines for The Management of Sepsis and Septic Shock 2020. 日本集中治療医学会雑誌. 28（Suppl），2021，S1-411.
2) 急性腹症診療ガイドライン出版委員会編. 急性腹症診療ガイドライン2015. 東京，医学書院，2015，108.
3) 急性胆管炎・胆嚢炎診療ガイドライン改訂出版委員会. 急性胆管炎・胆嚢炎診療ガイドライン2018. 東京，医学図書出版，2018，226p.
4) 急性膵炎診療ガイドライン2015改訂出版委員会編. 急性膵炎診療ガイドライン2015 第4版. 東京，金原出版，2015，216p.

（大瀧友紀）

失神

患者受け入れ前の状況

【救急外来の体制】 内科医師がウォークインで来院した肘内障の小児を診療室で診察している。看護師はトリアージナース1名、救急外来担当看護師1名が待機中。

【来院時情報】 70歳男性。居間のソファーで横になって長男と会話中、急に会話に応じなくなった。意識を消失していたが、短時間で意識は回復。患者は救急車での搬送を固辞し、自家用車で受診した。

【トリアージナースからの引き継ぎ】 院内トリアージでは一過性意識消失、徐脈があるため準緊急と判定した。ベッド③へ案内し、簡潔に病歴とバイタルサインの引き継ぎを受けた。

患者受け入れ時の状況（一次評価）

【一次評価】 気道開通（＋）、頻呼吸（－）、呼吸補助筋の使用（－）、橈骨動脈の触知（＋）、頸静脈怒張（－）、皮膚蒼白（－）、冷汗（－）、冷感（－）、GCS 15点（E4V5M6）、瞳孔 2.0 = 2.0、対光反射（＋／＋）、四肢麻痺（－）

【バイタルサイン】 呼吸数 16回/min、血圧 152/82mmHg（右）、146/84mmHg（左）、脈拍 50回/min（整）、SpO_2 98%（room air）、体温 36.1℃

［トリアージと蘇生フェーズ：一次評価］

問1 一次評価の所見と異常症候を挙げてください。

　一次評価では気道、呼吸、脳神経の生理学的徴候において、緊急度が高い異常症候は認めませんが、循環の観察において徐脈を認めます。

問2 異常症候を分析し、緊急度の判断と場の調整、救急処置の看護実践について提案してください。

【緊急度の判断と看護実践の根拠】

　一次評価において緊急性を認める生理学的徴候はありませんでしたが、バイタルサインでは徐脈を認めます。このような一過性意識消失の背景には不整脈による心血管性失神など緊急度が高い病態が潜んでいる可能性があります。しかしトリアージの時点では詳細な観察は行っていないため緊急度を確定することはできません。心電図モニタリングが実施できる環境へ移動し、不整脈をはじめとする循環障害の徴候を監視しながら二次評価を実施する必要があると判断しました。

> 失神のフィジカルアセスメントのポイント
>
> 　本症例のように一時的に意識を失う背景には呼吸や循環障害など内因性の原因が潜んでいる場合や、生理学的徴候の異常が時間の経過とともに顕在化してくる場合があります。現時点での重症感はなくとも、急激な徐脈の悪化を見落とさないよう継続的なモニタリングを行い、患者の安全を担保しながら二次評価を行うための判断が重要です。

問3　主訴から見逃してはいけない疾患とよくある疾患を挙げてください（表1）。

　意識消失を突然発症した後、意識は約1分で正常な状態に回復しています。回復後の神経脱落症状もありません。このため、主訴は失神と判断しました。

表1 失神の見逃してはいけない疾患とよくある疾患（文献1より作成）

	見逃してはいけない疾患
心血管性失神	・**不整脈**：洞機能不全、房室伝導障害、VT/Vf、QT延長症候群など ・**器質的疾患**：急性心筋梗塞、肺血栓塞栓症、大動脈解離、大動脈弁狭窄症など
起立性低血圧	・循環血液量減少（消化管出血、異所性妊娠、脱水） ・薬剤性
	よくある疾患
反射性失神	・血管迷走神経性失神（感情ストレス、起立負荷） ・状況失神（咳嗽、くしゃみ、嚥下、排便、内臓痛、排尿後、運動後、食後など） ・頸動脈洞症候群

［トリアージと蘇生フェーズ：二次評価］

問4　二次評価では仮説形成をした上で情報収集します。仮説形成後は患者情報から仮説を検証し、疾患を予測してください。その上で一次評価を統合させ、改めて緊急度を判断して看護実践を行うための根拠を提示してください。

【仮説形成】

　表1から緊急度の高い心血管性失神、起立性低血圧を中心に仮説形成を行います。まず仰臥位での発症であり、直前の前駆症状がない特徴からは心血管性失神の可能性が高まります。一方で起立動作を契機に発症しておらず、黒色便や発症前の眼前暗黒感がない特徴からは起立性低血圧の可能性が下がります。以上の結果から心血管性失神の各病態を第1仮説とし仮説検証していきます。

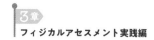

患者受け入れ時の状況（二次評価：問診）

【主訴】失神

【現病歴】2週間前から易疲労感を自覚していたが、入浴や排泄など日常生活上の動作には支障がなかった。本日午後5時頃ソファーで横になり長男と会話している途中で記憶がなくなり、気がつくと長男に大声で呼びかけられていた。長男の話では異変に気づいてから約1分後に意識は回復し、自力で立ち上がっていた。家族に連れられ午後6時に当院救急外来を受診した。

【自覚症状】発症前の眼前暗黒感（－）、胸背部痛（－）、黒色便（－）、易疲労感（＋）

【既往歴】冠動脈バイパス術（CABG）の手術歴（昨年）【アレルギー】なし

【内服薬】アスピリン錠81mg、クロピドグレル錠75mg

【生活歴】喫煙あり（20本/day 40年）飲酒あり（ビール500mL/ day）、ADL:自立

【最終飲食時間】午後0時

患者受け入れ時の状況（二次評価：身体所見）

【顔面】顔面蒼白（－）、眼瞼結膜蒼白（－）、外傷（－）

【頸部】頸静脈怒張（－）

【胸部】呼吸音の左右差（－）、副雑音（－）

【心音】心雑音（－）、過剰心音（－）

【四肢】バレー徴候（－）、ミンガッチーニ徴候（－）、下肢浮腫（－）、非対称性の腓腹部腫脹（－）、ホーマンズ徴候（－）

【仮説検証】

〈発症形態と臨時の検査の判断〉

　発症形態は突然発症であり、なかでも緊急度の高い心血管性失神を疑っています。詳細な問診に先立ち、不整脈や虚血性心疾患に特異的な所見を確認する必要があるため、12誘導心電図を実施します。

〈現病歴、既往歴、随伴症状から検証〉

- **心血管性失神**：仰臥位での発症、さらに心疾患の既往があるため心血管性失神の可能性が上がります。
- **急性心筋梗塞**：冠動脈疾患の既往があり、急性心筋梗塞の可能性を下げることはできません。
- **肺血栓塞栓症**：長期間の臥床状態、直近の手術歴、深部静脈血栓症（DVT）、悪性腫瘍の既往はなく、発症前後の胸背部痛、呼吸困難の随伴もないため可能性が下がります。
- **大動脈解離**：発症前後の胸背部痛、呼吸困難の随伴はなく可能性が下がります。

〈身体所見から検証〉

- **肺血栓塞栓症**：頸静脈怒張、DVTの所見や、頻拍、頻呼吸、低酸素血症を認めず可能性が下がります。
- **大動脈解離**：心雑音と血圧の左右差はなく大動脈解離の可能性が下がります。
- **大動脈弁狭窄症**：心雑音は陰性所見のため大動脈弁狭窄症の可能性が下がります。
- **不整脈**：徐脈を認め、徐脈性不整脈による心血管性失神の可能性が上がります。

⑤
失神

〈疾患リスク因子〉

- **急性心筋梗塞**：喫煙歴のある高齢男性で既往に冠動脈疾患があります。心筋梗塞が起こりうる背景があるため除外できません。

【緊急度の判断と看護実践の根拠】

　患者は仰臥位で発症し、徐脈を伴い、冠動脈疾患リスク因子が存在しています。これらのデータからは急性心筋梗塞とVT/Vf、完全房室ブロックなどの不整脈に伴う心血管性失神を強く疑います。いずれの疾患も心拍出量の低下から心原性ショックをきたす可能性があるため緊急度は高い病態にあると判断します。医師に心血管性失神の可能性が高いことを報告し、心原性ショックが顕在化した場合に備えて初期対応の準備を行う必要があります。このため緊急度の高い状態に対応できるベッド①へ移動し、モニタリングを継続します。迅速に処置を行うためにはマンパワーの確保が必要となりますので、一時的にトリアージナースに応援を要請しておくことも重要です。医師に輸液製剤の確認を行った上で静脈路を確保し、酸素投与の準備、致死性不整脈の出現に備えて経皮ペーシング付き除細動器の準備を行います。

【看護実践】

場の調整：医師に心血管性失神の可能性があることを報告、トリアージナースに応援要請、ベッド①へ移動

救急処置の準備、実施：酸素投与の準備、末梢静脈路確保、経皮ペーシング付き除細動器の準備、モニタリングの継続

その他：12誘導心電図を実施

失神の臨床推論のポイント

　失神と非失神（意識障害、てんかん発作など）とではその後の看護過程の展開が異なったものになり、最初にこれらを判別する必要があります。失神は①速やかな発症、②一過性で、③速やかかつ自然に意識が回復する特徴があり[2]、問診と身体所見から判別します。

　また、失神をきたす病態は多種あり、総当たりで仮説形成を行うのは現実的でありません。緊急度の高い心血管性失神を中心に病歴聴取のデータから各病態らしさに焦点を絞り、仮説形成を行います。

［検査の選択フェーズ］

問5 二次評価の仮説検証後の検査の選択とその根拠、検査の目的について述べてください。

【仮説検証の結果】

　仮説検証では不整脈、急性心筋梗塞が疑われる一方で、肺血栓塞栓症、大動脈解離、大動脈弁狭窄症に関して可能性は下がると判断しましたが、現段階では確証はありません。

【検査の目的と検査の所見】

　不整脈、急性心筋梗塞の確定診断のほか、肺血栓塞栓症、大動脈解離、大動脈弁狭窄症の除外を目的として以下の検査を実施します。

〈12誘導心電図〉
- 不整脈の確認
- 急性心筋梗塞におけるST変化の確認

〈胸部エコー検査〉
- 急性心筋梗塞による局所壁運動異常の評価
- 不整脈・急性心筋梗塞による左室駆出率の評価
- 肺血栓塞栓症による右室負荷の所見の確認
- 大動脈解離によるフラップと心囊液貯留の確認
- 弁膜症の有無の確認

〈静脈血採血〉
- 急性心筋梗塞における心筋逸脱酵素の上昇の確認
- 肺血栓塞栓症、大動脈解離に対するDダイマーの上昇の確認

〈動脈血液ガス検査〉
- 肺血栓塞栓症によるガス交換障害の評価
- 各病態に伴う循環障害による乳酸値の評価

〈胸部X線検査〉
- 急性心筋梗塞、不整脈による心不全の合併の確認
- 大動脈解離による上縦隔開大の確認

【看護実践】

　検査の準備：12誘導心電図、胸部エコー、静脈血採血、動脈血液ガス分析、胸部X線

⑤失神

検査結果

【**12 誘導心電図**】心拍数 36 回 /min、完全房室ブロック（+）、ST 上昇・低下（−）

【**エコー検査**】局所壁運動異常（−）、左室駆出率低下（+）、右室負荷（−）、フラップ（−）、心嚢液貯留（−）、弁膜症の所見（−）

【**血液検査**】トロポニン T 0.016ng/mL、D ダイマー 0.4 μg/mL

【**動脈血液ガス検査**】PaO_2 80mmHg、$PaCO_2$ 37mmHg、乳酸値 2.2mmol/L

【**胸部 X 線**】心胸郭比（CTR）60%、上縦隔拡大（−）

［看護問題と看護実践フェーズ］

問6 検査結果から仮説検証を行い、医師と検査結果、診断を共有してください。

　検査データから除外可能な疾患と除外できない疾患の根拠について述べます。肺血栓塞栓症は、ガス交換障害がなく D ダイマーは基準値内、明確な右房負荷の所見がなく除外可能と判断します。大動脈解離は D ダイマーの数値、フラップ、心嚢液の貯留および上縦隔開大の所見がないため除外可能と判断しました。弁膜症の所見はなく大動脈弁狭窄症も除外可能です。急性心筋梗塞については 12 誘導心電図における ST 変化、エコー検査における壁運動低下、心筋逸脱酵素の上昇はなく除外可能と判断しました。

　12 誘導心電図では完全房室ブロックの所見があり、徐脈性不整脈による心血管性失神が考えられます。また、CTR 拡大、左室駆出率低下は心筋梗塞によるものでなく、不整脈による心不全の合併であることを医師に確認しました。

医学診断

【**診断**】完全房室ブロック

【**治療**】経静脈的ペーシングの実施

問7 医学診断後の病態アセスメント、一次評価、二次評価を統合して看護問題を特定してください。その上で看護計画を立案し、その根拠を提示してください。

【看護診断：# 1 心拍出量低下】

　本症例は完全房室ブロックによる心拍出量低下および脳血流が低下し、失神を発症したと判断します。

　2 週間前からの易疲労感より、心拍出量低下から左室駆出率の障害が起きて心不全を合併したと考えられます。それに伴い全身組織への循環障害が生じて易疲労感として出現したと考えられ、乳酸値の上昇もそれを裏付けています。また心拍出量低下に伴う交感神経刺激と RAA 系、抗利尿ホルモンの反応により、心収縮力増加、後負荷、前負荷を上昇させ血圧を維持している状態が考えられます。これら代償反応の破綻によって失神の再発、心原性ショックへ発展する可能性があること

から＃1心拍出量低下を診断します。

【看護診断：＃2 非効果的脳組織循環リスク状態】

　来院以降、徐脈でありながらも脳血流は維持している状態であると推察されます。しかし脳血流が維持できないレベルで徐脈が悪化し、心拍出量低下をきたすことで症候が再発する可能性があります。このため＃2非効果的脳組織循環リスク状態と診断します。

【看護診断の統合：心拍出量低下】

　失神の原因としては、完全房室ブロックによる一過性の心拍出量の低下により脳血流が低下したことが関係していると考えられます。このため看護診断を＃1心拍出量低下に統合し、介入を行います。

【看護実践の提案】

　看護実践は、心拍出量低下の進行を早期に認知し、経静脈ペーシングが安全に受けられるよう一次評価、二次評価、モニタリングの継続観察を行います。また徐脈に対する薬剤（硫酸アトロピン、アドレナリンなど）を速やかに投薬できるよう準備し、経皮ペーシングが行えるようにしておくことが必要です。なお、経皮ペーシングを行う場合は大胸筋の収縮による疼痛を伴いますので、鎮痛薬、鎮静薬について医師と相談しておきます。

　一方で患者は心不全を合併しており、内呼吸のレベルで酸素の需給バランスが破綻した状態であることが考えられます。床上安静として酸素消費量の増大を防止し、過剰な輸液量とならないように水分バランスの観察を行う必要があります。また心原性ショックをきたした場合に備え、気管挿管と昇圧薬の準備を行います。

⑤
失
神

看護問題（診断）：心拍出量低下
看護目標：心拍出量低下の進行を回避できる

O-P	・**一次評価**：気道の開通、呼吸状態、循環状態、意識レベル ・**二次評価**：頸静脈怒張、過剰心音、失神の再発の有無、易疲労感 ・バイタルサイン／モニタリング ・検査データ（静脈血液ガス分析） ・水分出納バランス
C-P	・経皮ペーシング付き除細動器、鎮痛鎮静の薬剤を準備 ・心拍数低下に対する薬剤の準備（硫酸アトロピン、アドレナリン、イソプロテレノール） ・昇圧薬の準備（ノルアドレナリン） ・気管挿管の準備 ・尿道カテーテルを留置 ・輸液速度の調整 ・安楽な体位の調整とベッド上での排泄、移動などの支援
E-P	・患者にベッド上での安静の必要性を説明 ・医師の説明の補足

問8 関連図を提示してください。

関連図

看護（患者）目標

心拍出量低下の進行を回避できる

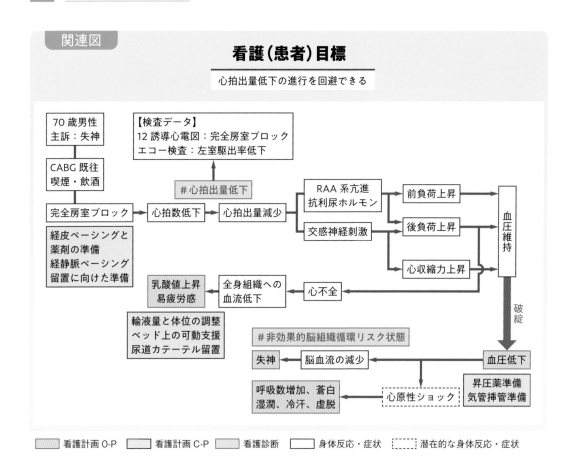

継続観察

【一次評価】気道開通（＋）、頻呼吸（－）、呼吸補助筋の使用（－）、橈骨動脈の触知（＋）、頸静脈怒張（－）、皮膚蒼白（－）、冷汗（－）、冷感（－）、CRT 2秒未満、GCS 15点（E4V5M6）、瞳孔2.0＝2.0、対光反射（＋／＋）

【二次評価】頸静脈怒張（－）、呼吸音の左右差（－）、副雑音（－）、失神の再発（－）、易疲労感（＋）

【バイタルサイン】呼吸数 18回/min、血圧 142/78mmHg、心拍数 48回/min（完全房室ブロック）、SpO₂ 98%（room air）、体温 36.0℃

【検査データ】乳酸値 2.2mmol/L

問9 最後に、これまでの看護実践の評価と継続的な観察を行い、再度、緊急度の判断と継続的な看護実践を提案してください。

【緊急度の判断と看護実践の根拠】

　一次評価、二次評価を再評価の結果、完全房室ブロックは持続していますが、心拍出量低下による生理学的徴候の異常は認めていません。しかし、心拍出量低下が進行することで心原性ショックへの進展も危惧され、依然として緊急度は高い状態であると判断します。

　経静脈ペーシングを円滑に留置できる血管撮影室へ移動の準備を進め、入室のタイミングを医師、放射線技師、臨床工学技士と調整します。

【看護実践】

　場の調整：医師、放射線技師、臨床工学技士に対し血管撮影室の搬送のタイミングを連絡

　救急処置の準備、確認：気管挿管、バッグバルブマスク（BVM）、経皮ペーシング付き除細動器の準備、ペーシング用パッドの貼付、心拍数管理の薬剤および昇圧薬の準備

引用・参考文献

1）Moya, A. et al. Guidelines for the diagnosis and management of syncope (version 2009). Eur Heart J. 30（21）, 2009, 2631-71.

2）日本循環器学会. 循環器病の診断と治療に関するガイドライン（2011年度合同研究班報告）失神の診断・治療ガイドライン（2012年改訂版）.

3）Carkins, H. et al. The value of the clinical history in the differentiation of syncope due to ventricular tachycardia,atrioventricular block,and neurocardiogenic syncope. Am J Med. 98（4）, 1995, 365-73.

4）鈴木昌. 救急外来での失神診療のすすめ方. レジデントノート. 16（13）, 2014. 2380-8.

5）日本救急看護学会『フィジカルアセスメント』編集委員会編. 救急初療看護に活かすフィジカルアセスメント. 東京, へるす出版, 2018, 196-206.

（山根太地）

⑤
失
神

意識障害

患者受け入れ前の状況

【救急外来の体制】 内科医師は内視鏡の処置中。看護師は 2 名で待機している。

【救急隊情報】 62 歳男性。午後 8 時頃脱衣場から物音がしたため、妻が脱衣場に行くと患者が倒れていた。呼びかけても返事がないので救急要請。

【受け入れ準備】 来院したら医師へ報告するように指示を受ける。意識障害との情報から、ベッド②で受け入れ準備を始めた。

患者受け入れ時の状況（一次評価）

【一次評価】 気道開通（＋）、頻呼吸（－）、徐呼吸（－）、頸静脈怒張（－）、呼吸補助筋の使用（－）、顔面蒼白（－）、橈骨動脈触知（＋）、皮膚湿潤（－）、JCS Ⅱ-30、GCS 8 点（E2V2M4）、瞳孔／対光反射 =R（5.0／－）、L（2.0／＋）、低体温・高体温（－）、外傷（－）

【バイタルサイン】 血圧 190/100mmHg、脈拍 70 回 /min、呼吸数 20 回 /min、SpO₂ 96％（room air）、体温 36.8 ℃、血糖値 98mg/dL

［トリアージと蘇生フェーズ：一次評価］

問1 一次評価の所見と異常症候を挙げてください。

　意識レベルにおいて JCS がⅡ-30、GCS が 8 点と高度な意識障害がみられます。瞳孔には R ＞ L と瞳孔不同、右側の対光反射の消失がみられます。バイタルサインでは血圧が、190/100mmHg と異常高血圧状態です。

問2 異常症候を分析し、緊急度の判断と場の調整、救急処置の看護実践について提案してください。

【脳神経のフィジカルアセスメント】

〈循環の異常〉異常高血圧

　本症例では意識障害も伴っていることから、脳の循環血液量も関係していると考えます。脳の循環血液量は全身の血圧（平均血圧）と頭蓋内圧の差によって左右され、頭蓋内圧が上昇すると脳に流れる血流量は減少します。脳血流量が減少すると、代償として末梢血管抵抗が上昇し、さらに全身の血圧が上昇するといった悪循環になってしまいます。血圧が上昇したことにより、頸動脈洞と大動脈弓にある受容器が感知し、血圧を下げるように恒常性が働き、心拍出量が減少するといった、

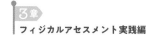

クッシング現象が生じる可能性があります。また、脳には脳血流量を一定に保とうとする自動調節能があります。自動調整能は、平均血圧が60～180mmHg以下の範囲では脳血流を維持しようと働きますが、その範囲を逸脱してしまうと、急激に脳血流の変化が生じ、意識障害を呈します。

〈脳神経の異常〉 **高度意識障害、瞳孔不同、対光反射消失**

　高度意識障害は、大脳皮質と上行性網様体賦活系が障害された場合に起こります。現時点では、一次性意識障害（主に脳幹や大脳皮質が原因）なのか二次性意識障害（主に脳以外の臓器障害が原因。臓器障害によって二次的に大脳や脳幹の機能が低下）なのかはわかりませんが、血糖値が98mg/dLであるため、低血糖や高血糖が原因の意識障害でないことがわかります。

　正常な場合、瞳孔に光などの刺激が加わると、視交叉から両側の視索から視蓋前核のエディンガーウエストファルに刺激が伝わることで瞳孔が収縮します。その神経は動眼神経が関与しています。動眼神経は脳幹の横を走行していることから、鉤ヘルニアなどによって動眼神経が圧迫されると、瞳孔不同が生じます。本症例では右瞳孔が散大し、対光反射も消失しているため、右側の頭蓋内病変が生じていると考えられます。

【緊急度の判断と看護実践の根拠】

　一次評価では循環・中枢神経の観察の異常があり、異常高血圧、高度意識障害、瞳孔散大、対光反射の消失がみられ、頭蓋内病変に伴う脳幹の障害が疑われます。そのため、緊急度は高い状態です。医師に報告し、来室するように依頼します。また、脳幹圧迫に伴い呼吸が停止する可能性や舌根沈下による低酸素血症をきたすことが予測され、もう一人の看護師と情報や状況を共有するとともに、バッグバルブマスク（BVM）、気管挿管、人工呼吸器、酸素投与の準備を行うように指示を出します。血圧などのモニタリングを開始します。血圧が高いので降圧薬の使用も考えられることから、末梢静脈路を2本確保します。医師が来室した際は、チーム内での情報共有を必ず行い、チームビルディングを構築する必要があります。

【看護実践】

場の調整：ベッド①へ移動、医師へコール、看護師と情報共有
救急処置の準備、実施：酸素投与、気管挿管、BVMの準備、人工呼吸器、末梢静脈路確保（2本）、モニタリング

意識障害のフィジカルアセスメントのポイント

　意識障害は、大脳皮質が機能低下や不全となり、上行性網様体賦活系に伝達障害が生じた場合に起こるという理解が必要です。意識障害の鑑別にはAIUEOTIPSを活用して意識障害が起こる可能性がある疾患を予測し、必要物品の準備や対応を行う必要がありますが、重症度が高い場合は、一次性意識障害を中心にGCSで意識レベルを確認し、脳ヘルニアによる脳幹障害症

⑥
意識障害

状（瞳孔不同、対光反射消失、異常肢位、クッシング現象）の有無を観察し、見逃してはいけない疾患をルールアウトしていく臨床推論の方法もあります。

問3 主訴から見逃してはいけない疾患とよくある疾患を挙げてください（表1）。

表1 意識障害の見逃してはいけない疾患とよくある疾患

見逃してはいけない疾患	
低酸素血症、ショック、低血糖、脳血管疾患、髄膜炎、薬物中毒	
よくある疾患	
感染症	高齢者の感染症（尿路）
脳神経	頭部外傷（脳震盪）、てんかん発作
中毒	急性アルコール中毒

［トリアージと蘇生フェーズ：二次評価］

問4 二次評価では仮説形成をした上で情報収集します。仮説形成後は患者情報から仮説を検証し、疾患を予測してください。その上で一次評価を統合させ、改めて緊急度を判断して看護実践を行うための根拠を提示してください。

【仮説形成】

　一次評価において高度の意識障害、異常高血圧状態であることがわかります。意識障害において見逃してはいけない疾患として**表1**に挙げた6つ疾患のうち、低酸素血症、ショック、低血糖は一次評価の時点でルールアウトできますので、脳血管疾患、髄膜炎、薬物中毒の3つが残ります。

患者受け入れ時の状況（二次評価：問診）

【主訴】意識障害
【現病歴】（妻より聴取）夕食を終えて午後8時頃、風呂場に行き、しばらくするとドーンという音がした。様子を見に行くと脱衣場で倒れていたので、救急要請。救急車が到着するまでに嘔吐が1回あり。
【随伴症状】嘔吐（＋）
【既往歴】高血圧症 【内服薬】降圧薬（アムロジピン5mg、バルサルタン80mg）服用
【生活歴】喫煙：20年前から禁煙。飲酒：機会飲酒
【最終飲食時間】午後7時

患者受け入れ時の状況（二次評価：身体所見）

【顔面】知覚は評価できず。口角下垂（－）。言語、視野はV2で評価できず。人形の目現象消失
【胸部・腹部】胸郭左右差（－）、異常呼吸音（－）、呼吸補助筋使用（－）、腹部膨満感（－）、腹部ソフト
【四肢】左上下肢麻痺あり（＋）、MMT 0/5

【仮説検証】

〈現病歴、既往歴、内服薬、随伴症状から検証〉

- **髄膜炎**：突然発症であり、一次評価のバイタルサインでは36.8℃と感染を伴う高熱などの症状を認めないことから、現時点では髄膜炎による意識障害は疑いにくいと考えます。

- **脳血管疾患**：突然発症であり、高度な意識障害がみられ、頭蓋内亢進時にみられる血圧上昇や嘔吐があることから可能性が高いと考えます。

- **薬物中毒**：現時点では精神疾患や自殺企図の既往がないこと、救急隊からは患者が倒れていた場所に内服薬などの包装の存在や吐物から異臭を認めたなどの情報提供がなかったことから、可能性は低いと考えますが、意識障害、嘔吐を認めることから完全には否定できません。

〈身体所見から検証〉

- **脳血管疾患**：意識障害、瞳孔異常、左上下肢麻痺があり、何らかの原因で脳幹や中脳の障害が生じた際に起こる人形の目現象消失を認めることから、脳血管疾患の可能性が高いと考えます。

- **薬物中毒**：左上下肢麻痺が生じていることから可能性は低いと考えます。

〈疾患リスク因子〉

- **脳出血**：脳出血の最大の危険因子は高血圧であると言われています。本症例では、高血圧症で降圧薬を服用中であることから可能性が高くなると考えます。また、脳卒中のリスク要因としては、脂質異常症、喫煙などの頻度が高いとされていますので、血液検査で脂質異常症の有無の確認や、嗜好について家族に尋ねていきます。

【緊急度の判断と看護実践の根拠】

　脳出血の危険因子である高血圧症があり、身体所見では左上下肢麻痺がみられており、大脳皮質もしくは皮質脊髄路障害が示唆されます。また、意識障害、人形の目現象の消失は、上行性網様体賦活系の障害、中脳または脳幹部の障害が疑われます。瞳孔異常や対光反射消失、そして血圧の上昇に伴い、頭蓋内圧が亢進し、脳ヘルニアが生じている可能性があり、緊急度は非常に高い状態です。検証の結果、脳出血、くも膜下出血、脳梗塞などの脳血管疾患を疑います。医師と脳ヘルニアが生じている疑いがあることを共有し、看護師とも共有します。ベッドはそのままで気管挿管準備の確認と、頭蓋内圧管理として降圧薬、浸透圧利尿薬の準備、痙攣の管理として抗痙攣薬の準備をしていきます。

【看護実践】

場の調整：医師に報告、看護師と情報共有、蘇生処置の環境調整

救急処置の準備：気管挿管、降圧薬、抗痙攣薬、制吐薬、脳圧降下・浸透圧利尿薬の準備

⑥意識障害

　意識障害が生じている場合は、緊急度が高い状態であると認識します。そして頭蓋内病変によって脳ヘルニアが起きていないかを確認します。そのためには一次評価がポイントで、重症度の高い状態では、気道、呼吸、循環の安定化を図った後に、CT撮影を行います。原因検索はAIUEOTIPSを用いて鑑別診断を挙げて、一つずつルールアウトしていく方法ですが、すべての疾患をあげて評価をすると時間を要します。したがって重症度が高い場合は頭蓋内疾患を最優先に疑って、臨床推論を進めていってもよいでしょう。

　また、随伴症状から推論することも重要ですので、頭痛がある患者には、「これまでに経験のない／突発／最悪／増悪」といった言葉を使用して問診していきます。

　突然発症の場合はくも膜下出血、脳出血などの脳血管疾患、徐々に増悪の場合は髄膜炎を疑います。既往歴で精神疾患がある場合は薬物中毒、糖尿病患者では血糖異常を疑います。軽症の意識障害患者の場合は、できるだけ頭から足先まで全身の観察が必要です。脳神経に関連した所見のみの観察にならないように注意する必要があります。

［検査の選択フェーズ］

問5　二次評価の仮説検証後の検査の選択とその根拠、検査の目的について述べてください。

【仮説検証の結果】

　本症例では一次評価、二次評価において髄膜炎、脳血管疾患、薬物中毒の3つを仮説として挙げました。問診、バイタルサイン、身体所見からは脳血管疾患を強く疑います。薬物中毒は完全にはルールアウトできていない状況です。

【検査の目的と検査の所見】

　脳出血、脳梗塞、くも膜下出血の確定診断、そして薬物中毒を完全にルールアウトする目的で検査の準備をします。頭部CTで脳出血、くも膜下出血の有無を確認します。また、脳梗塞のリスク要因として心房細動がありますので、心電図を実施し、心房細動の有無を確認します。

　CT所見で脳出血、くも膜下出血が否定された場合は、脳梗塞を疑い、頭部MRIを実施します。脳出血、くも膜下出血の場合、開頭血腫除去術、クリッピング術などの手術となる可能性があることから、術前検査として静脈血採血を行います。薬物中毒をルールアウトするために尿を採取し、尿中薬物検査を実施します。

【看護実践】

検査の準備：静脈血採血、採尿（尿中薬物検査）、頭部 CT、頭部 MRI

検査結果

【血液検査】異常なし。
【トライエージ検査】薬物反応は認めず。
【頭部 CT 検査】右被殻出血（脳室穿破あり、midline shift を認める）

[看護問題と看護実践フェーズ]

問6 検査結果から仮説検証を行い、医師と検査結果、診断を共有してください。

　血液検査では異常がないことを確認しました。薬物中毒による意識障害もトライエージ検査では薬物反応を認めなかったことから除外できると考えます。頭部 CT では右被殻出血を認めたことを医師と共有しました。

医学診断

【診断】脳出血（被殻出血）
【治療】降圧療法、開頭血腫除去術

問7 医学診断後の病態アセスメント、一次評価、二次評価を統合して看護問題を特定してください。その上で看護計画を立案し、その根拠を提示してください。

【看護診断：頭蓋内圧許容量低下】

　患者は午後 8 時頃意識障害を呈して搬送されました。既往として高血圧があります。既往歴から、動脈硬化などによる血管の線維化、破綻から脳出血が生じ、レンズ核線条体動脈の破綻により、被殻出血が生じたことが予想されます。左上下肢の麻痺が出現していることから、大脳皮質から内包までの皮質脊髄路が障害され、出血量が増大したことにより脳幹を圧迫し、対光反射の消失、瞳孔不同、嘔吐が出現し、大脳皮質、上行性網様体賦活系も障害され、意識障害が生じていると考えます。また、出血増大により、頭蓋内圧亢進が生じ、脳ヘルニアとなり、脳灌流を保とうと自動調整機能が働き血圧上昇していると考えます。したがって、看護診断としては、頭蓋内圧許容量低下を挙げます。

⑥
意識障害

　看護実践としては一刻も早く出血量の増大を防ぐことが必要です。そのため早期の看護介入として、脳ヘルニアによるクッシング現象や異常呼吸が生じていないかなどを継続的に観察するためにモニタリングと降圧薬の準備が必要です。頭蓋内圧亢進の対応として、浸透圧利尿薬投与の準備、静脈還流量を促す目的で15〜30度の頭部挙上を行います。本症例の被殻出血では脳ヘルニアが生じていることから、今後、呼吸停止となる可能性も高いため、気管挿管の準備、生命を維持し根本治療を行うために手術の準備と手術室との調整も図っていきます。

看護計画

看護問題（診断）：頭蓋内圧許容量低下
看護目標：目標血圧を維持するとともに、頭蓋内圧亢進の悪化を防ぎ、生命の維持を図る

O-P	・一次評価：気道・呼吸状態の観察、脳ヘルニア徴候の観察（クッシング現象の有無） ・二次評価：意識レベルの確認（JCS／GCS）、瞳孔、対光反射 ・検査データ（血算、血液ガス） ・水分出納バランス
C-P	・降圧薬投与（収縮期血圧140mmHg以下目標）※ニカルジピン投与の場合、皮膚炎に注意 ・鎮痛薬、鎮静薬の準備 ・開頭血腫除去、脳室体外ドレナージ準備 ・気管挿管の準備、呼吸管理 ・頭蓋内圧管理（脳圧降下・浸透圧利尿薬の準備） ・抗痙攣薬の準備 ・頭部挙上15〜30度 ・膀胱留置カテーテル挿入
E-P	・医師の説明などについての家族の理解度を把握し、不明点などは看護師に尋ねるよう伝える ・安静の必要性について説明する

問8 関連図を提示してください（次ページ）。

継続観察

【一次評価】気道開通（＋）、頻呼吸（−）、呼吸補助筋の使用（−）、意識：鎮静中、瞳孔／対光反射＝R（5.0／−）、L（2.0／＋）

【バイタルサイン】血圧150/90mmHg、脈拍60回/min、呼吸数20回/min、SpO$_2$ 99%（BVM換気）、体温36.8℃

【二次評価】左上下肢麻痺（＋）、MMT 1/5

【救急処置、治療】気管挿管、人工呼吸管理、末梢静脈路確保を行い、降圧薬投与開始

関連図

看護（患者）目標

目標血圧を維持するとともに頭蓋内圧亢進の悪化を防ぎ、生命の維持を図る

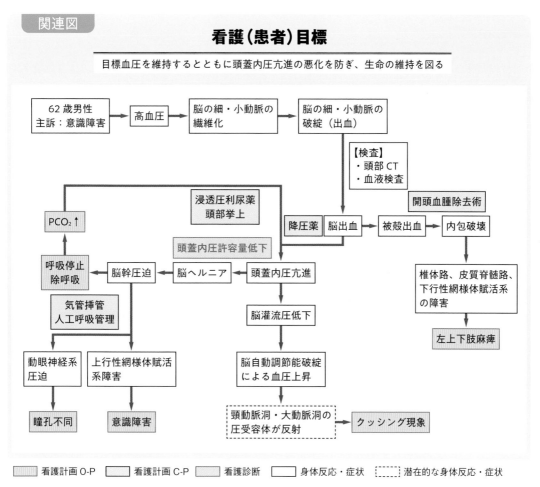

| 看護計画 O-P | 看護計画 C-P | 看護診断 | 身体反応・症状 | 潜在的な身体反応・症状 |

問9 最後に、これまでの看護実践の評価と継続的な観察を行い、再度、緊急度の判断と継続的な看護実践を提案してください。

【呼吸のフィジカルアセスメント】

脳ヘルニア増大に伴う異常呼吸、呼吸停止を予防する目的で、気管挿管が行われ、BVM 換気中です。酸素化は良好であり、呼吸は落ち着いています。

【脳神経のフィジカルアセスメント】

降圧薬投与、気管挿管前に鎮静薬を投与したため血圧は降下しています。脈拍も搬入時は 70 回 /min でしたが、60 回 /min に下がっています。また、瞳孔などの神経学的所見については、搬入時と変化は認められません。

　異常高血圧は改善してきていますが、脳ヘルニアを生じていることから、依然として予断を許さない状況で、緊急度は非常に高い状態が続いていると考えます。

【看護実践】

場の調整：医師に手術室搬送の確認、準備。手術室、ICU へ連絡

救急処置の準備、確認：浸透圧利尿薬投与の確認、準備

引用・参考文献

1)　上田剛士. ジェネラリストのための内科診断リファレンス. 酒見英太監修. 東京, 医学書院, 2014, 736p.

2)　日本高血圧学会高血圧治療ガイドライン作成委員会. 高血圧治療ガイドライン 2019. https://www.jpnsh.jp/data/jsh2019/JSH2019_noprint.pdf（2022年3月27日閲覧）

3)　医療情報科学研究所編. 病気がみえる vol.7 脳・神経. 東京, メディックメディア, 2011, 501p.

4)　日本脳卒中学会脳卒中ガイドライン［追補2019］委員会編. 日本脳卒中学会脳卒中ガイドライン2015［追補2019］. https://www.jsts.gr.jp/img/guideline2015_tuiho2019_10.pdf（2022年3月27日閲覧）

5)　伊藤敬介ほか. ナースのための臨床推論で身につく院内トリアージ. 東京, 学研メディカル秀潤社, 2016, 184p.

（合原則隆）

発熱

患者受け入れ前の状況

【救急外来の体制】 ベッド③に下腹部痛を訴えている 70 歳女性が搬送され、外科医師 1 名と看護師 2 名で対応中。内科医師は病棟入院患者の対応中。

【救急隊情報】 認知症の 85 歳男性。熱が出ていたが様子をみていた。午前 6 時にトイレで足が立たなくなっているところを家族が発見して救急要請。発熱はあるがバイタルサインは安定している。

【受け入れ準備】 内科医師に報告。看護師で受け入れ後、医師に報告するよう指示を受ける。「発熱あり・バイタルサイン安定」のため感染管理を考慮して診療室で受け入れ準備を始めた。

患者受け入れ時の状況（一次評価）

【第一印象】 気道開通（＋）、呼吸軽度促拍（＋）、呼吸補助筋の使用（－）、頸静脈怒張（－）、冷汗（－）、顔面蒼白（－）、GCS 13 点（E3V4M6）、高体温（＋）

【バイタルサイン】 呼吸数 22 回 /min、SpO₂ 98％（room air）、心拍数 80 回 /min、血圧 110/80mmHg、体温 38.5℃

［トリアージと蘇生フェーズ：一次評価］

問1 一次評価の所見と異常症候を挙げてください。

呼吸の観察では呼吸軽度促拍があります。認知症のため、異常かどうかの判断はできませんが、意識レベルは GCS 13 点です。バイタルサインでは呼吸数 22 回 /min、体温は 38.5℃と発熱を認めています。

問2 異常症候を分析し、緊急度の判断と場の調整、救急処置の看護実践について提案してください。

【緊急度の判断と看護実践の根拠】

発熱があることから体熱放散作用が働き、体温調節中枢の興奮が呼吸中枢に伝わって頻呼吸がみられている可能性があります。発熱、呼吸促拍に加えて軽度意識障害もあり、qSOFA で 2 項目該当していることから敗血症の可能性もあります。敗血症であれば、組織の低酸素症から代謝性アシドーシスとなり、その代償として頻呼吸がみられることがあるため、循環障害が影響している可能性は否定できません。発熱に伴う頻呼吸であれば緊急度は高くありませんが、敗血症の可能性を考慮すると、現時点での判断は難しく、二次評価の観察を終えた上で、緊急度の判断を改めて行う必

要があります。

　敗血症の可能性から呼吸不全、循環不全状態に陥る可能性があるため救急処置の準備を行います。また、場の調整として、救急外来室のベッドへの移動が必要です。しかし、ベッド③に患者が在室しており、感染管理の面から移動させにくい状況です。内科医師に状態を報告し、COVID-19 抗原検査を施行し、陰性の結果がでるまでは看護師がモニタリング継続できる状態で診療室に待機することにします。

【看護実践】

場の調整：内科医師に報告、診療室での待機

救急処置の準備、実施：酸素準備、末梢静脈路確保、モニタリング

その他：COVID-19 抗原検査、採血、血液・痰・尿培養採取

問3 主訴から見逃してはいけない疾患とよくある疾患を挙げてください（表1）。

表1 発熱の見逃してはいけない疾患とよくある疾患

見逃してはいけない疾患
髄膜炎・脳炎、重症肺炎、急性閉塞性化膿性胆管炎、急性腎盂腎炎、敗血症
よくある疾患
肺炎、尿路感染症、急性腸炎、蜂窩織炎

［トリアージと蘇生フェーズ：二次評価］

問4 二次評価では仮説形成をした上で情報収集します。仮説形成後は患者情報から仮説を検証し、疾患を予測してください。その上で一次評価を統合させ、改めて緊急度を判断して看護実践を行うための根拠を提示してください。

【仮説形成】

　一次評価の結果および救急隊情報から、発熱、意識障害、下肢脱力がわかっているため、髄膜炎、脳炎は仮説形成しておく必要があります。酸素化は悪くないため重症肺炎は考えにくく、腹部疾患からは肝胆道系疾患として急性閉塞性化膿性胆管炎、高齢者でもあるため泌尿器系として尿路感染からの急性腎盂腎炎も仮説形成しておく必要があります。

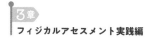

患者受け入れ時の状況（二次評価：問診）

【主訴】発熱

【現病歴】前日の朝から熱が出ていたが様子をみていた。ほかには来院数日前に右足の虫刺されでクリニックを受診した程度で、周囲に風邪症状がある家族などはいなかった。当日の午前6時にトイレで足が立たなくなっているところを家族が発見して救急要請。搬送後も発熱と下肢の脱力は持続しているが、会話可能で指示動作も入る。

【自覚症状】倦怠感あり、下肢脱力あり

【既往歴】糖尿病、胆石症 【アレルギー】なし

【内服薬】インスリン療法（ランタス®皮下注射10単位／眠前）

【生活歴】喫煙なし、飲酒なし、ADL：自立

【最終飲食時間】前日午後6時

患者受け入れ時の状況（二次評価：身体所見）

【皮膚】右下腿に発赤・腫脹・圧痛あり。家族によると本日未明から発赤・腫脹が急速に拡大。所見よりも広範囲に強い圧痛を訴えている。

【顔面】眼瞼結膜の蒼白（−）、眼球結膜の黄疸（−）

【頸部】頸静脈怒張、呼吸補助筋の使用（−）

【胸部】呼吸音良好、肺副雑音（−）

【心音】心雑音（−）

【腹部】圧痛（−）、腹部軟、筋性防御（−）、反跳痛（−）、マーフィー徴候（−）、腸蠕動亢進・減弱（−）

【仮説検証】

〈随伴症状、身体所見から検証〉

- **髄膜炎**：頭痛・嘔吐なく、項部硬直（−）、ジョルトアクセンチュエイション、ネックフレクションテストともに陰性であり否定的ですが、軽度意識障害があるため除外できません。

- **急性閉塞性化膿性胆管炎**：胆石の既往歴はありますが、右季肋部痛や黄疸もなく、可能性は低いと考えます。

- **急性腎盂腎炎**：残尿感や排尿時痛といった尿路感染症状もなく、腰痛やCVA叩打痛も認めていないため可能性は低いと考えます。

　上記の疾患の仮説検証ではルールインできないため、ほかの所見から発熱の原因を探る必要があります。もう一度、現病歴を家族から聴取し改めて身体所見を取り直しました。

〈現病歴から検証〉

　数日前に虫刺されがあり赤く腫れていたのでクリニックを受診し、軟膏を処方されていた。トイレで立てなくなった際に足の痛みも訴えていた。

⑦
発
熱

〈身体所見からの検証〉

　皮膚所見として右下腿部に発赤・腫脹・圧痛を認めており、蜂窩織炎の可能性が高いと考えます。ただし、皮膚異常の範囲が急速に広がっていること、皮膚所見と不釣り合いな強い痛み、バイタルサインの変動を伴っており、蜂窩織炎から壊死性筋膜炎にまで移行している可能性が高くなります。

〈疾患リスク因子〉

　既往歴に糖尿病があるため、感染性疾患はいずれも重症化しやすい状態です。また、糖尿病に伴う神経障害によって疼痛の評価が不十分となり、緊急性の高い疾患を見落としやすくなります。

【緊急度の判断と看護実践の根拠】

　検証の結果、壊死性筋膜炎を疑います。蜂窩織炎は重症化することで壊死性筋膜炎に移行する可能性があります。糖尿病の既往もあり重症化しやすい状態であること、qSOFA 2 点とバイタルサインの異常を認めていること、皮膚以上の範囲が急速に拡大していることから壊死性筋膜炎から敗血症をきたしている可能性があります。敗血症は感染によって臓器障害が引き起こされている病態で、すでに重篤な状態といえます。循環動態は保たれていますが、今後、臓器への灌流障害によって敗血症性ショックに移行するリスクが高い状態です。このため全身管理、外科的処置が必要であると考えます。救急処置は気道管理として気管挿管、循環管理は輸液負荷、昇圧薬などの準備を行います。場の調整は抗原検査陰性が確認できたため医師に報告し、ベッド①へ移動しました。緊急デブリドマンの可能性を考慮して転院の準備も進めます。

【看護実践】

場の調整：内科医師に報告、ベッド調整、転院調整

救急処置の準備：気管挿管、酸素、輸液管理、昇圧薬の準備

その他の準備：エコー、抗菌薬、切開セット、創部培養採取セット

発熱の臨床推論のポイント

　仮説検証から情報収集や仮説検証を行う上で、見逃してはいけない疾患の特徴を理解しておくことが重要です（表2）。発熱においては随伴症状、リスクファクターを活用すると仮説検証に役立ちます。

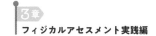

表2　発熱の見逃してはいけない疾患の特徴

見逃してはいけない疾患	特徴
髄膜炎	・頭痛、嘔吐、意識障害 ・項部硬直 ・ジョルアクセンチュエイション、ネックフレクションテスト陽性 ・中耳炎、副鼻腔炎の既往歴
急性腎盂腎炎	・残尿感、排尿時痛などの膀胱炎症状 ・腰痛、CVA 叩打痛 ・尿管結石や腎結石の既往歴
急性閉塞性化膿性胆管炎	・右季肋部痛 ・黄疸 ・胆石、胆管がんの既往歴
敗血症	・qSOFA 2点以上 ・悪寒戦慄 ・糖尿病の既往歴

［検査の選択フェーズ］

問5　二次評価の仮説検証後の検査の選択とその根拠、検査の目的について述べてください。

【仮説検証の結果】

　発熱に関連した疾患として敗血症、急性腎盂腎炎、急性閉塞性化膿性胆管炎、蜂窩織炎を想起し検証しました。その結果、蜂窩織炎の悪化による壊死性筋膜炎によって敗血症となっていることを強く疑います。確定診断やそのほかの疾患のルールアウトは完全にはできていない状況です。

【検査の目的と検査の所見】

　検査については、壊死性筋膜炎の確定診断目的、また、そのほかの疾患についても確実にルールアウトする目的で準備します。

- **皮膚切開**：筋膜壊死所見の有無の確認
- **腹部エコー検査**：腎盂の拡張や尿管の閉塞の有無、胆管の拡張や壁肥厚の有無の確認
- **胸部X線**：肺野の浸潤影の有無の確認
- **静脈血採血**：炎症反応、プロカルシトニン、CK、腎機能、胆道系酵素、総ビリルビン、電解質、白血球、好中球、Hb、血小板、PT-INR、FDP
- **血糖測定**：低血糖の有無
- **動脈血液ガス**：血清乳酸値の上昇、酸塩基平衡の評価、酸素化の確認
- **血液培養、尿培養、痰培養採取**：原因菌の鑑別

⑦
発
熱

検査の選択のポイント

　静脈血液検査で測定する LRINEC score とは、壊死性筋膜炎の早期診断を可能にするための指標です。合計が 6 点以上であれば壊死性筋膜炎の疑いが強まり、8 点以上なら 75％以上の確率で壊死性筋膜炎の可能性があるとされます。

表 3 LRINEC score（文献 1 より作成）

項目	検査結果	スコア
CRP	≧ 15mg/dL	4 点
WBC	≧ 15,000/μL ≧ 25,000/μL	1 点 2 点
Hb	< 13.5g/dL < 11g/dL	1 点 2 点
Na	< 135mEq/L	2 点
Cre	> 1.58mg/dL	2 点
Glu	> 180mg/dL	1 点

検査結果

【エコー】 腎盂拡張（－）、尿管閉塞（－）、胆管拡張（－）、壁肥厚（－）、IVC（呼吸性変動あり）10mm/5mm

【胸部 X 線】 両肺浸潤影（－）

【血液検査】 CRP 16mg/dL、PCT 25ng/mL、CK 12,000 U/L、BUN 35mg/dL、Cre 2.5mg/dL、ALP 74U/L、γ-GTP 23 U/L、T-Bil 1.3mg/mL、WBC 1.8×10^4/μL、好中球 90％、Hb 10g/dL、PLT 7.8×10^4/μL、PT-INR 1.36、FDP 20μg/mL、血糖値 322mg/dL、Na 130mmol/L、K 4.8mml/L

【血液ガス】 pH 7.30、PaO_2 92mmHg、$PaCO_2$ 20mmHg、Lac 3.5mmo/L

【尿検査】 白血球（－）、亜硝酸塩（－）

【筋膜の状態】 一部壊死を認める

［看護問題と看護実践フェーズ］

問6 検査結果から仮説検証を行い、医師と検査結果、診断を共有してください。

　腹部エコーで腎盂の拡張や尿管の閉塞はなく、尿検査でも尿路感染を疑う所見はないため急性腎盂腎炎は否定的です。また、腹部エコーで胆管の拡張や壁肥厚もなく、血液検査で胆道系酵素や総ビリルビンの著明な上昇もないため急性閉塞性化膿性胆管炎は否定的です。胸部 X 線で肺野の浸潤

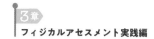

影もなく動脈血液ガスで酸素化の低下も認めないため肺炎も否定的です。

　一方で皮膚切開で筋膜の一部壊死を認めたこと、血液検査でCKの著明な上昇とLRINEC score 12点であることから壊死性筋膜炎であることを医師に確認しました。また、動脈血液ガスでは血清乳酸値が上昇し、代謝性アシドーシスであること、血液検査で腎機能が悪化していることや急性期DICスコア6点であることから、壊死性筋膜炎から敗血症、急性腎機能障害、DICを合併している可能性もあることを医師に確認しました。

医学診断

【診断】壊死性筋膜炎、敗血症、急性腎機能障害、DIC
【治療】抗菌薬治療、創部洗浄デブリーメント、緊急透析

問7 医学診断後の病態アセスメント、一次評価、二次評価を統合して看護問題を特定してください。その上で看護計画を立案し、その根拠を提示してください。

【看護診断：ショックリスク状態】

　本症例は、虫刺されから蜂窩織炎となり、糖尿病による易感染状態であることから壊死性筋膜炎にまで移行しています。また、壊死した組織から細菌が血中に侵入することで敗血症となっています。敗血症起因菌であるグラム陰性桿菌が産生するエンドトキシンによって血管拡張や血管透過性が亢進し、循環血液量が減少します。その結果、組織還流量が減少して臓器障害が引き起こされることで腎機能障害やDICがみられています。また、エンドトキシンが呼吸中枢を刺激することで呼吸が促拍しています。よって看護診断はショックリスク状態を挙げます。

【看護実践の提案】

　敗血症性ショックに陥ると低酸素症が進むため、乳酸値データの観察、また、循環不全の状態をモニタリングしておく必要があります。ショック時に早期介入できるように、創部培養採取後の速やかな抗菌薬投与、血圧低下時の昇圧薬投与の準備を行います。継続的な動脈血液ガス採取と動脈圧測定を目的に動脈圧ライン確保の準備もします。重症度が高いため転院する可能性があり、医師と方針を共有します。

⑦
発熱

看護問題（診断）：ショックリスク状態
看護目標：ショックに移行せずに根本的治療につなげることができる

O-P	・**一次評価**：呼吸状態、循環動態、意識レベル、qSOFA
	・**二次評価**：下肢の発赤・腫脹・圧痛、下肢の感覚障害、下肢の血流障害
	・バイタルサイン、モニタリング
	・**検査データ**：血液ガス、腎機能、T-Bil、PLT、PT-INR、FDP
	・水分出納バランス
C-P	・気管挿管、酸素の準備
	・輸液管理（負荷）、昇圧薬の準備
	・動脈圧ライン準備
	・ベッド上安静
	・尿道バルーンカテーテル挿入
	・転院調整
E-P	・安静の必要性について説明
	・処置、ケアの前には目的などについて説明

問8 関連図を提示してください。

関連図

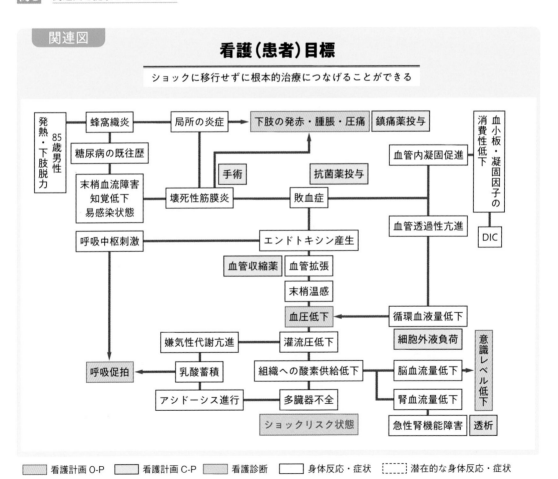

看護（患者）目標

ショックに移行せずに根本的治療につなげることができる

看護計画 O-P　　看護計画 C-P　　看護診断　　身体反応・症状　　潜在的な身体反応・症状

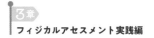
> **継続観察**
>
> 【一次評価】気道開通（＋）、呼吸促拍（＋）、呼吸補助筋の使用（－）、頸静脈怒張（－）、冷汗（－）、顔面蒼白（－）、GCS 10 点（E2V3M5）、高体温（＋）
>
> 【バイタルサイン】呼吸数 30 回 /min、SpO$_2$ 96%（room air）、心拍数 102 回 /min、血圧 85/40mmHg、体温 38.2℃
>
> 【二次評価】右下腿発赤、腫脹拡大あり

問9 最後に、これまでの看護実践の評価と継続的な観察を行い、再度、緊急度の判断と継続的な看護実践を提案してください。

【緊急度の判断と看護実践の根拠】

　輸液負荷しているにもかかわらず呼吸がより促拍している状態です。また、血圧低下、頻脈もみられます。壊死性筋膜炎から敗血症となり病態が悪化している可能性があります。代謝亢進と循環障害をきたした結果、代謝性アシドーシスが起き、中枢化学受容体を介して頻呼吸を呈していることが考えられます。

　また、敗血症によって血管透過性が亢進することで循環血液量が減少して前負荷が低下するだけでなく、血管が拡張することで後負荷も低下します。輸液負荷を 1,000mL しているにもかかわらずショックインデックスが 1.2 に上昇し、収縮期血圧の著明な低下が認められていることから前負荷・後負荷の低下による心拍出量低下を招いている状態です。さらに平均血圧が 55mmHg に低下し、乳酸値の上昇もみられることから組織への灌流障害が起こり敗血症性ショックの状態になっています。急激に循環動態が破綻してきていること、すでに筋膜壊死が起こっていることから緊急性は非常に高い状態です。

【看護実践】

場の調整：医師に転院調整の確認

救急処置の準備、確認、実施：気管挿管の確認、酸素投与、細胞外液全開投与、昇圧薬投与開始、動脈圧ライン挿入確認

⑦発熱

引用・参考文献
1) Wong, CH. et al. The LRINEC (Laboratory Risk Indicator for Necrotizing Fasciitis) score: a tool for distinguishing necrotizing fasciitis from other soft tissue infections. Crit Care Med. 32 (7), 2004, 1535-41.

（大麻康之）

下血

患者受け入れ前の状況

【救急外来の体制】 救急外来室のベッド①には、搬送されてきた外傷患者がおり、外科医師、看護師1名で対応している。現在、一次評価中。観察室にて2名の患者が点滴中で、看護師1名が担当している。内科医師は、ウォークイン患者1名を診察中である。

【救急隊情報】 55歳女性。午後5時頃、便意がありトイレに行くと黒色便を排便。明らかな出血はなし。腹痛なし。同居の夫が心配して救急車要請。

【受け入れ準備】 内科医師へ報告。現在、診察中であるが、救急車到着後、報告するよう指示を受ける。「下血」の情報からベッド③で受け入れの準備を始めた。

患者受け入れ時の状況（一次評価）

【一次評価】 気道開通（＋）、頻呼吸（－）、呼吸補助筋の使用（－）、頸静脈怒張（－）、冷汗（－）、冷感（－）、顔面蒼白（－）、橈骨動脈触知（＋）、CRT 2秒以内、GCS 15点（E4V5M6）、外傷（－）、低体温（－）

【バイタルサイン】 体温36.1℃、血圧110/62mmHg、心拍数95回/min、呼吸数22回/min、SpO₂ 97%（room air）

［トリアージと蘇生フェーズ：一次評価］

問1 一次評価の所見と異常症候を挙げてください。

　一次評価では呼吸促拍状態、バイタルサインでは呼吸数22回/minの異常がみられます。そのほかは正常です。

問2 異常症候を分析し、緊急度の判断と場の調整、救急処置の看護実践について提案してください。

【緊急度の判断と看護実践の根拠】

　一次評価では、若干の呼吸促拍がみられます。主訴は下血で、下血による循環血液量減少に伴う生理的反応としては、心収縮力が増大することで、心拍数や心拍出量の増加が出現します。末梢循環不全に伴う代謝性アシドーシスを呈した場合には、代償反応として頻呼吸がみられるため、その可能性を考慮に入れる必要はあります。しかしながら、頻脈や血圧低下などの異常症候はなく、現時点での緊急度は低いと言えます。下血が主訴で来院している点から、モニタリングの実施、出血

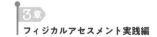

点の確認ができるまでは診療室での観察が妥当です。現時点での酸素投与は不要ですが、急変の可能性や血液検査、輸血や上部内視鏡検査を行う可能性がある点などを考慮すると、末梢静脈路の確保は必要です。これらについて、医師へ現状を報告します。

【看護実践】

場の調整：ベッド③で観察を継続、医師への現状報告、ほかの看護師と情報を共有

救急処置の準備、実施：モニタリング、末梢静脈路確保、輸血の可能性を考慮した準備、上部内視鏡検査の準備を考慮

> **下血のフィジカルアセスメントのポイント**
>
> ここでは、患者の循環状態をイメージすることが重要です。心機能維持には、血液量（循環血液量）、ポンプ作用（心収縮力）、血管容量（末梢血管抵抗）の3つの要素が必要です。このいずれかに何らかの異常が現れると、主要臓器への血流が低下するだけでなく、組織代謝に異常を起こし、細胞機能が保持できなくなり、最終的にはショックへと変化していきます。ショック所見がなくても、推定出血量やショックの可能性を推察し、突然の急変に備えることが最も重要です。

問3 主訴から見逃してはいけない疾患とよくある疾患を挙げてください（**表1**）。

下血（黒色便）の見逃してはいけない疾患には、急性腸間膜動脈塞栓症などの急性腸間膜血行不全や、胸部大動脈破裂に伴う食道穿破、腹部大動脈破裂に伴う十二指腸穿破などの大血管損傷に伴う疾患が挙げられます。よくある疾患には、胃潰瘍や胃腫瘍、虚血性腸炎や大腸腫瘍などが挙げられます（**表1**）。

表1　下血（黒色便）の見逃してはいけない疾患とよくある疾患

見逃してはいけない疾患	
急性腸間膜血行不全 （急性腸間膜虚血）	急性腸間膜動脈塞栓症、急性腸間膜動脈血栓症、 非閉塞性腸間膜梗塞症、急性腸間膜静脈血栓症
胸部大動脈破裂に伴う食道穿破、腹部大動脈破裂に伴う十二指腸穿破	
よくある疾患	
胃潰瘍、胃腫瘍、急性胃粘膜下病変、十二指腸潰瘍など 虚血性腸炎、出血性腸炎、炎症性大腸炎、小腸腫瘍、大腸腫瘍など	

⑧
下
血

［トリアージと蘇生フェーズ：二次評価］

問4 二次評価では仮説形成をした上で情報収集します。仮説形成後は患者情報から仮説を検証し、疾患を予測してください。その上で一次評価を統合させ、改めて緊急度を判断して看護実践を行うための根拠を提示してください。

【仮説形成】

　一次評価では、若干の呼吸促拍がありましたが、そのほかの異常症候はなく、ショック状態もありませんでした。救急隊情報でも黒色便があった点を考慮すると、よくある疾患の中でも何らかの消化管出血が生じていることが考えられます。一方で、見逃してはいけない疾患が存在している可能性も考慮し、下血（黒色便）に対する見逃してはいけない疾患とよくある疾患の仮説形成を行いました（**表1**）。下血だけでは多くの疾患の仮説が形成されますので、腹痛の有無だけを確認しました。その結果、腹痛の訴えはなく、また、ショック状態でもないことから大動脈の破裂や腸管炎症はないことが予測され、粘膜や露出血管から出血する病態であると考えます。そのため、見逃してはいけない疾患の完全なルールアウトはできませんが可能性は低いと考えられ、胃潰瘍、胃腫瘍、胃粘膜下病変、十二指腸潰瘍で仮説形成します。

患者受け入れ時の状況（二次評価：問診）

【主訴】 下血（黒色便）

【現病歴】 来院当日午後5時頃、便意がありトイレへ行った際、黒色便を排便。明らかな出血なし。同居の夫が心配し救急車要請。数カ月前にも下血での受診歴があり、消化器内科で胃腫瘍（病型不明）および周辺に潰瘍形成があることを指摘され、現在は定期受診で経過観察中である。

【自覚症状】 腹痛なし、嘔気なし、下血あり（黒色便）、腰痛なし

【既往歴】 胃腫瘍疑い（数カ月前）、偏頭痛（10年前）**【アレルギー】** なし

【内服薬】 ロキソプロフェンNa 60mg（適宜）、タケキャブ®10mg 1日1回

【生活歴】 喫煙なし、飲酒あり（機会飲酒1回／月程度）、ADL：自立

患者受け入れ時の状況（二次評価：身体所見）

【顔面】 顔面蒼白（−）、眼瞼結膜蒼白（＋）、眼球結膜の黄染（−）

【頸部】 頸静脈怒張（−）、呼吸補助筋の使用（−）

【胸部】 胸痛（−）、背部痛（−）、呼吸音左右差（−）、異常呼吸音（−）

【腹部】 自発痛（−）、蠕動音亢進（−）、圧痛（−）

【その他】 黄疸（−）

【仮説検証】

〈現病歴と随伴症状から検証〉

● **見逃してはいけない疾患**：腹痛を含む痛みの出現やショック状態、その他随伴症状に乏しい点か

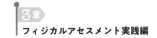

ら、腸管炎症はなく粘膜や露出血管から出血する病態であることが考えられます。見逃してはいけない疾患の完全なルールアウトできませんが、可能性は低いと言えます。

- **胃潰瘍**：潰瘍形成に伴う出血の場合、心窩部の不快感や腹痛を伴う場合が多いとされています。完全なルールアウトはできませんが、腹痛の訴えはないため可能性は低いと言えます。

- **胃腫瘍**：胃腫瘍の存在は、数カ月前に指摘されていましたが、現在は疑いに留まっており、潰瘍に対する薬物療法のみで定期受診をしていました。悪性腫瘍で浸潤度が浅く、初期の場合は、腹痛を伴わない場合もあります。今回は、下血が契機となっており、悪性の胃腫瘍であった場合には、腹痛を伴う下血を発症する場合が多いため、完全にルールアウトはできないもものの可能性は低いと考えられます。

- **胃粘膜下病変**：治療をしていなかった点については、胃粘膜下腫瘍などの良性の腫瘍や消化管間質腫瘍（GIST）などである可能性も考えられます。これらは腹痛を伴わないことが多く、吐血や下血、貧血を契機に発見されることが多いため、可能性は高いと考えます。

- **十二指腸潰瘍**：十二指腸潰瘍の場合も、胃潰瘍と同様に、潰瘍形成に伴う出血であった場合、嘔気、嘔吐、鋭的な心窩部痛、吐血やタール便などの発生が一般的です。完全なルールアウトはできませんが、腹痛の訴えはないため可能性は低いと言えます。

〈身体所見から検証〉

眼瞼結膜の蒼白所見は、慢性貧血によって結膜下の毛細血管および細静脈を流れる酸化ヘモグロビン量が減少することで蒼白にみえ、慢性的な出血が起きている可能性を示唆しています。胃潰瘍、胃腫瘍、急性胃粘膜下病変、十二指腸潰瘍の可能性を高める要素となります。

〈疾患リスク因子〉

胃腫瘍の診断には、頻回な飲酒、喫煙、塩分摂取過多、ヘリコバクターピロリ菌感染が多いとされますが、一致するような情報はないため、ルールアウトできると考えられます。

〈既往歴から検証〉

胃腫瘍疑いは数カ月前に指摘されているものの、定期受診のみで具体的な治療や検査は行っていません。病型は不明ですが、粘膜下病変の隆起によって、潰瘍部に影響を与えている可能性もあります。この場合、プロトンポンプ阻害薬（PPI）を内服していても、粘膜保護作用は不十分と推定されます。この時点で、胃腫瘍もしくは胃粘膜下腫瘍の可能性が高いと言えます。

〈内服薬から検証〉

偏頭痛に伴い、非ステロイド性抗炎症薬（NSAIDs）を適宜内服していますが、頻回使用ではないため、潰瘍形成を伴うリスクは低いと考えられます。この時点で、ルールアウトできると言えます。

【緊急度の判断と看護実践の根拠】

検証の結果、腹痛を伴わない下血である点、数カ月前に指摘されていた胃腫瘍疑い（病型不明）

⑧
下
血

と腫瘍周囲に潰瘍を伴っていた点、ショック状態でない点、その他随伴症状に乏しい点から、慢性の胃粘膜下病変（腫瘍）を疑います。ただし、貧血を伴っている可能性はあるため、出血源の精査は必要です。貧血の程度やショックの出現などによっては、緊急性・重症度ともに高くなる可能性はありますが、現時点での緊急性は中等度程度と考えられます。血液検査などが必要となりますので、アセスメントと併せて医師へ報告し、準備を進めます。急変する可能性もあるため、モニタリングの継続や静脈路確保、上部内視鏡検査の準備もしていきます。

> **【看護実践】**
>
> **場の調整**：医師への報告（胃粘膜下病変に伴う下血、貧血の可能性があることを報告）、ベッド③で観察を継続、他の看護師と情報を再共有
>
> **救急処置の準備の追加**：モニタリングの継続、上部内視鏡検査の準備

下血の臨床推論のポイント

　下血から推察される見逃してはいけない疾患とよくある疾患をしっかり鑑別しておくことが重要です。さらに、下血と血便との違いも理解しておく必要があります。そのほか下血の性状や吐血の有無と性状、腹痛の有無などの基本的な随伴症候を確認することも必要です。加えて、リスク要因を把握するような問診を行いながら、論理的に推論していくことが重要です。

［検査の選択フェーズ］

問5　二次評価の仮説検証後の検査の選択とその根拠、検査の目的について述べてください。

【仮説検証の結果】

　検証の結果、見逃してはいけない疾患が存在する可能性は低く、慢性的な胃粘膜下病変を疑います。しかしながら、見逃してはいけない疾患の胃潰瘍、十二指腸潰瘍は完全にはルールアウトできていない状況です。

【検査の目的と検査の所見】

　慢性的な粘膜下病変または胃・十二指腸潰瘍に伴う下血を鑑別するためには、上部内視鏡検査が必要です。持続出血に伴う影響や貧血状態を鑑別するための血液検査、酸素化やアシドーシスの有無などを確認するための動脈血液ガス検査、出血源を把握するための腹部造影CT検査などを行う準備をします。この検査で見逃してはいけない疾患を確実にルールアウトしておく必要があります。

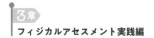

【看護実践】

検査の準備：血液検査、動脈血液ガス分析、腹部造影CT、上部内視鏡

検査結果

【血液検査】 RBC $420 \times 10^4/\mu L$、Hb 7.6g/dL、Ht 22.5%、PT 12.4秒、PT-INR 0.98、APTT 32秒

【動脈血液ガス検査】 pH 7.246、pCO_2 33.0mmHg、pO_2 94.6mmHg、SaO_2 95.2%、HCO_3^- 20.5mmol/L、Lac 2.0mmol/L

【腹部造影CT検査】 明らかな出血はなし、胃内に腫瘍性病変あり

【上部内視鏡検査】 胃粘膜下の腫瘍性病変部に潰瘍形成あり、検査時に出血はなし、胃内に出血痕と滞留物あり、トロンビン散布、クリッピングなし

検査の選択のポイント

　緊急性がない、または酸素化不良が顕在化していない場合、動脈血液ガス検査を静脈血で応用することができます。PO_2 は使用できません。血液ガスは、pH に + 0.01〜0.05、PCO_2 から − 6mmHg、HCO_3^- に + 2mmol/L とするだけで、動脈血液ガス検査と相関性があります。電解質や血糖値、乳酸値などはそのまま用いることができますが、駆血時間により、乳酸値は変動する場合があるため注意が必要です。

[看護問題と看護実践フェーズ]

問6 検査結果から仮説検証を行い、医師と検査結果、診断を共有してください。

　血液検査は、Hb 値、Ht 値ともに低値であり、貧血状態を示唆しています。SaO_2 に極端な低下はみられませんが、CaO_2（動脈血酸素含有量 = $1.34 \times Hb \times SaO_2 + 0.003 \times PaO_2$）の概念から考えると、貧血による酸素運搬能の低下を示唆しており、低酸素症に陥っている可能性があります。一方、凝固系には明らかな異常はなく、凝固障害をきたすほどの大量出血の可能性はないと言えます。血液ガス分析では、Hb 低下に伴って CaO_2 低下が生じ、軽度の代謝性アシドーシスによって、呼吸性の代償反応がみられています。慢性出血であるため赤血球は低下しますが、循環血液量は増加しているためバイタルサインは安定しています。貧血の影響により、酸素運搬能が低下していることを医師と共有しました。腹部造影CT 検査、上部内視鏡検査では、胃粘膜下の腫瘍性病変部に潰瘍形成と出血痕があり、胃粘膜下腫瘍の可能性が高いことを医師と確認しました。検査結果から、腸間膜動脈血行不全や大血管損傷の所見はないため、見逃してはいけない疾患は完全にルールアウトできます。

⑧
下
血

医学診断

【診断】胃潰瘍、胃粘膜下腫瘍疑い

【治療】絶食、輸血、外科的手術の検討

問7 医学診断後の病態アセスメント、一次評価、二次評価を統合して看護問題を特定してください。その上で看護計画を立案し、その根拠を提示してください。

【看護診断：出血リスク状態】

　患者は下血を主訴に来院しました。数カ月前にも同症状があり、胃腫瘍疑いおよび腫瘍周囲の潰瘍形成を指摘され、通院中でした。下血以外に自覚症状はありませんが、黒色便があった点や眼瞼結膜蒼白がある点、検査値から低酸素症と軽度の代謝性アシドーシスがあった点を考慮すると、出血は慢性的に生じている可能性が高く、すでに指摘されている胃腫瘍疑いとその周辺潰瘍から出血したと考えます。

　血液は、胃酸の曝露を受けるとヘマチンに変化して黒く変色していきます。黒色便を形成するには60mL以上の血液が必要であり、十二指腸以下での出血では、腸管内に14時間以上滞留するとされています。眼瞼結膜の蒼白所見は、慢性貧血により結膜下の毛細血管および細静脈を流れる酸化ヘモグロビン量が減少することで蒼白にみえ、慢性的な出血が起きている可能性を示唆しています。したがって、少量の出血が、長期間にわたり持続した慢性出血である可能性が考えられます。

　検査結果では高度貧血を呈している点から、腫瘍または腫瘍周辺潰瘍からの間歇的出血に伴う貧血があると考えられます。慢性出血に伴う貧血では、急性貧血とは異なり、ヘモグロビン量減少による組織酸素供給量不足を抑制するため、末梢血管抵抗の低下（末梢血管拡張）によって組織血流の増加が起こります。さらに日を増すごとに、サードスペースから間質の組織液が血管内に引き込まれることで、循環血液量減少が抑制される一方で血液成分が希釈され、ヘモグロビン量の減少が生じます。その結果、心拍出量も正常から少し多めになり、血管内容量増大が生じることになります。つまり、失血によるヘモグロビン量の低下ではなく、循環血液量増大に伴う血液成分希釈によって貧血が顕在化しているものと考えられます。

　頻脈が出現した場合には、脈圧が増大していきます。バイタルサイン上、頻脈は生じていませんが、代謝性アシドーシスは、慢性出血により生じた血液希釈が原因で発生した可能性が高いと言えます。しかしながら、頻呼吸によりアシドーシスに対する代償ができている点から推察するとショックに至る前に生理的な補正ができていたと考えられます。上部内視鏡検査によって出血点の位置確認はできており、病変とその周囲の状態から再出血の可能性が危惧されます。よって、看護診断は出血リスク状態を立案します。

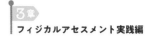

【看護実践の提案】

　看護実践では、貧血症状の悪化や血液希釈を伴った線溶型亢進の可能性、再出血の可能性を考慮しておく必要があります。容体変化時は、一次評価に戻り、ABCDE評価に基づいて、ショック徴候などがないか再評価します。二次評価では貧血に伴う自覚症状や腹部症状、下血の有無や性状などの確認を行い、再出血の可能性をスクリーニングする必要があります。その場合、血液成分希釈の進行に伴ってショック状態に陥る可能性が高いため、緊急上部内視鏡検査の準備や緊急輸血の可能性なども考慮に入れておく必要があり、医師と共有していきます。

看護計画

看護問題（診断）：出血リスク状態
看護目標：貧血症状を軽減できる。再出血を予防できる

O-P	・**一次評価**：ショック症状の確認 ・**二次評価**：貧血の自覚症状、腹部症状の確認 ・バイタルサイン（モニタリングの継続） ・検査データ（血液検査、血液ガス） ・吐血、下血、血便の有無、性状、出血量の確認 ・水分出納バランス
C-P	・モニタリングの準備 ・治療の準備（上部内視鏡検査、輸血） ・バイタルサインや自覚症状をみながら体位を調整（安楽な体位を考慮） ・保温の準備
E-P	・貧血症状と再出血に伴うショック症状、腹痛出現の可能性について説明し、症状自覚時は無理に動いたりしないように指導する。 ・処置を行う前には、目的や処置中の状態などを説明する。

問8　関連図を提示してください（次ページ）。

継続観察

【治療】輸液：ソルラクト®500mL 3本/day、輸血：RBC 4単位
【一次評価】気道開通（＋）、頻呼吸（－）、呼吸補助筋の使用（－）、頸静脈怒張（－）、冷汗（－）、冷感（－）、顔面蒼白（－）、橈骨動脈触知（＋）、CRT 2秒、GCS 15点（E4V5M6）、外傷（－）、低体温（－）
【バイタルサイン】体温36.4℃、血圧118/70mmHg、心拍数82回/min、呼吸数16回/min、SpO$_2$ 98%（room air）
【二次評価】眼瞼結膜蒼白なし、下血あり（タール便）、腹痛なし

⑧下血

看護（患者）目標

貧血症状を軽減できる。再出血を予防できる

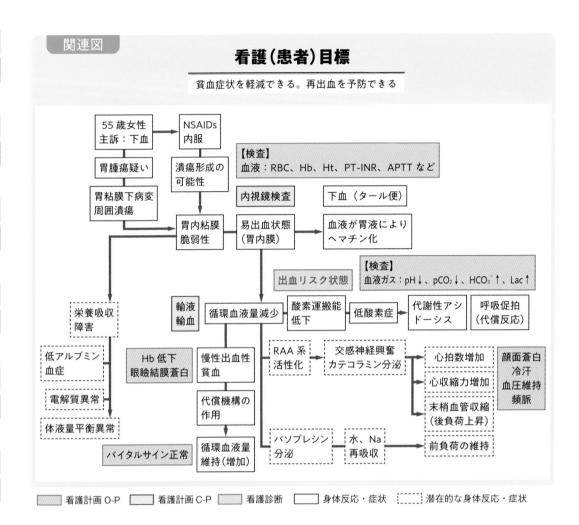

凡例: 看護計画 O-P　看護計画 C-P　看護診断　身体反応・症状　潜在的な身体反応・症状

問9 最後に、これまでの看護実践の評価と継続的な観察を行い、再度、緊急度の判断と継続的な看護実践を提案してください。

【呼吸フィジカルアセスメント】

　一次評価における再評価では、最初の評価と比べ、呼吸数の軽度改善がみられます。輸血によってヘモグロビンの補充ができたことで酸素供給量が増え、酸素化改善に寄与していると考えられます。

【循環フィジカルアセスメント】

　循環では、ショック徴候などの異常はありません。細胞外液の投与と輸血によって、血液成分の補充ができ、慢性出血による貧血の改善と循環血液量の改善ができているものと考えられます。循環血液量が維持されることによって、バイタルサインも正常化されてきていると推察できます。

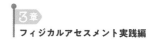

【緊急度の判断と看護実践の根拠】

　ショック徴候やバイタルサインの異常は認められていません。貧血および循環血液量増大に対する治療中であり、その効果が出ているものと考えられます。したがって、現時点で呼吸・循環動態ともに安定しているため、緊急度は低いと言えます。しかしながら、出血リスク状態にいまだ変わりはありませんので、水分出納バランスの評価に加え、再出血の可能性や貧血の進行度、ショック徴候の有無を継続的に観察していく必要はあります。

【看護実践】

　場の調整：医師へ再評価の報告、循環評価の内容をほかの看護師と情報共有

引用・参考文献

1）徳田安春. "貧血のフィジカル". 診断と治療. 107（5）, 2019, 533-7.
2）Steven McGee. マクギーの身体診断学 改訂第2版／原著第3版. 柴田寿彦ほか訳. 東京, エルゼビア・ジャパン, 2014, 61-2.
3）眞部紀明. "吐下血・血便". レジデントノート. 7（7）, 2005, 918-25.

（宇野翔吾）

⑧下血

呼吸困難

患者受け入れ前の状況

【救急外来の体制】ベッド①では外科医師が外傷患者の診療を行っている。ベッド④は肺炎の患者が内科医師の診察を終えて入院待機の状態である。看護師2名はそれぞれのベッドで対応中である。

【救急隊情報】75歳男性。来院当日午前4時頃、就寝中に呼吸苦を自覚し、自宅で様子をみていた。午後2時頃より息苦しさが悪化したため救急車要請。

【受け入れ準備】内科医師へ報告すると、ベッド④で入院待機している患者を早く病棟に入院させてもらえるように病棟管理看護師長と相談するよう指示を受け、救急患者をベッド②で受け入れることを確認した。呼吸困難の情報から、ベッド①が使用されている現時点で最も緊急度が高い患者を受け入れることができるベッド②で受け入れ準備を始めた。

患者受け入れ時の状況（一次評価）

【一次評価】気道開通（＋）、頻呼吸（＋）、起坐呼吸（＋）、口唇チアノーゼ（＋）、呼吸補助筋の使用（＋）、口すぼめ呼吸（－）、頸静脈怒張（＋）、冷汗（＋）、冷感（＋）、顔面蒼白（－）、GCS 14点（E4V4M6）、不穏（＋）、低体温（－）、高体温（－）、外傷（－）

【バイタルサイン】呼吸数40回/min、SpO_2 85％（リザーバー付き酸素マスク10L/min）、血圧166/127mmHg（R＝L）、心拍数148回/min、体温36.5℃

［トリアージと蘇生フェーズ：一次評価］

問1 一次評価の所見と異常症候を挙げてください。

　一次評価における呼吸の観察では、頻呼吸と呼吸補助筋の使用、チアノーゼがあり、起坐呼吸もみられています。また、循環の観察では、頸静脈怒張、冷汗、冷感を認めます。バイタルサインでは、呼吸数40回/minと速く、SpO_2が85％で低下がみられ、血圧166/127mmHg、心拍数148回/minで高血圧と頻脈がみられます。

問2 異常症候を分析し、緊急度の判断と場の調整、救急処置の看護実践について提案してください。

【呼吸のフィジカルアセスメント】

〈**呼吸の異常**〉チアノーゼ、頻呼吸（呼吸数40回/min）、呼吸補助筋の使用、起坐呼吸

　高濃度酸素を投与してもSpO_2 85％と低下しており、動脈血酸素分圧に換算してPaO_2 60mmHg

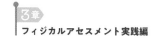

以下になっていることが考えられ、高度な低酸素血症の状態です。また、中心性チアノーゼがみられることから末梢動脈血中のヘモグロビンのうち還元ヘモグロビンが 5g/dL 以上になっていることが予想され、ガス交換障害による呼吸不全の可能性が考えられます。患者は呼吸補助筋の使用があることから、横隔膜や外肋間筋の安静時の呼吸筋だけでは十分な酸素化が維持できない状況であり、さらに、呼吸補助筋と横隔膜による呼吸運動を十分に行えるように起坐呼吸を呈していると考えられます。頻呼吸は、低酸素血症に対して末梢化学受容野が反応していると考えられ、呼吸不全の原因が肺胞低換気であれば、動脈血中の二酸化炭素分圧の上昇により中枢化学受容野が反応して出現している可能性もあります。

〈循環の異常〉 頻脈、冷汗、高血圧

　低酸素血症の生体侵襲によって交感神経が興奮してカテコラミンが分泌され、α 作用によって末梢血管が収縮します。また、β 作用によって洞房結節刺激や心収縮力が増大し、心拍数と心拍出量が増加しています。交感神経興奮は汗腺を刺激し発汗させ、末梢血管収縮による冷感と合わさり冷汗となります。患者は低酸素血症への代償として高血圧、頻脈、冷汗を呈していることが推察されます。

〈脳神経の異常〉 GCS 14 点（E4V4M6）、不穏

　低酸素血症の状態では、脳細胞が低酸素症となり、意識水準を保つ上行性網様体賦活系や大脳皮質が障害され意識障害となります。また、呼吸不全の原因が肺胞低換気であれば、高二酸化炭素血症によって脳血管が拡張し脳浮腫や脳細胞のアシドーシスとなることで意識障害を呈している可能性が考えられます。

【循環のフィジカルアセスメント】

〈呼吸の異常〉 起坐呼吸、頸静脈怒張、頻呼吸

　右心不全がある場合には右房圧が上昇し、頸静脈怒張がみられます。また、左心不全がある場合には、臥位の状態では右心系への静脈還流が増加し、肺血流の増加によって肺うっ血をきたし呼吸困難が増大します。起坐呼吸は、臥位による右心系への静脈還流の増加に伴う呼吸困難を回避している姿勢であることが推察されます。そして、頻呼吸は、循環不全の場合に組織の低酸素症によってアシドーシス状態となり、末梢性化学受容体の反応から頻呼吸を呈するため、循環不全の可能性も考えられます。

〈循環の異常〉 冷汗、冷感、頻脈、高血圧（血圧 166/127mmHg）

　何らかの原因によって心拍出量が低下し、交感神経が興奮してカテコラミンが分泌され、末梢血管収縮、洞房結節刺激や心収縮力の増大によって心拍数と心拍出量を増大させ頻脈、高血圧がみられています。また、末梢血管収縮は毛細動静脈の血流が低下するため皮膚表面で冷感を認めます。循環不全による末梢血管抵抗および心拍出量の増大による代償としての症状である可能性が考えられます。

⑨
呼吸困難

〈脳神経の異常〉不穏

　心拍出量の低下がある場合は、交感神経の興奮によりカテコラミンが分泌され興奮状態となり、不穏として落ち着かない様相を呈します。

【緊急度の判断と護実践の根拠】

　一次評価において、呼吸、循環、脳神経の観察で異常を示している原因は呼吸不全である可能性が高く、また循環不全の可能性も否定できません。呼吸不全や循環不全は致死的不整脈の出現など心肺停止状態に移行する可能性があり緊急度が高い状態です。緊急度の高いベッドで診療を続け、医師と情報共有を行います。そして、看護師間の情報共有を行い、応援を要請します。呼吸不全については、バッグバルブマスク（BVM）による補助換気を開始し、気管挿管の準備を行います。循環不全については末梢静脈路を確保し、不整脈出現に備えて除細動器の準備、モニタリングを実施します。

【看護実践】

場の調整：蘇生処置の環境調整、医師と情報共有、看護師に応援要請

救急処置の準備、実施：酸素投与、BVM換気の実施、気管挿管の準備、末梢静脈路確保、除細動器の準備、モニタリング

呼吸のフィジカルアセスメントのポイント

　呼吸のフィジカルアセスメントのポイントは、呼吸調節の種類における化学性調節を理解しておくことが重要です。$PaCO_2$ や PaO_2 が変化すると、呼吸系のホメオスターシスとして生体に最も適した酸塩基平衡になるように呼吸数や深さを変えて、換気量を調節します。体内の $PaCO_2$ や PaO_2 の情報は、呼吸中枢の近傍と内外頸動脈の分岐部と大動脈弓壁にある呼吸性化学受容体が常にモニターしています。呼吸不全によって、PaO_2 減少や $PaCO_2$ 増加などの変化が生じた場合は、化学受容体が反応して延髄の呼吸中枢に情報を送り呼吸数や換気量を増やします。これが頻呼吸や努力呼吸など呼吸不全の症状として出現します（**図1**）。

問3　主訴から見逃してはいけない疾患とよくある疾患を挙げてください（**表1**）。

［トリアージと蘇生フェーズ：二次評価］

問4　二次評価では仮説形成をした上で情報収集します。仮説形成後は患者情報から仮説を検証し、疾患を予測してください。その上で一次評価を統合させ、改めて緊急度を判断して看護実践を行うための根拠を提示してください。

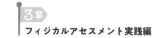
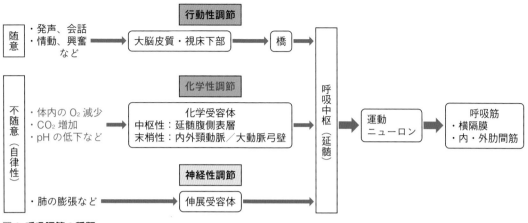

図1　呼吸調節の種類

表1　呼吸困難の見逃してはいけない疾患とよくある疾患

見逃してはいけない疾患		
うっ血性心不全、慢性閉塞性肺疾患（COPD）急性増悪、重症肺炎、肺血栓塞栓症、緊張性気胸、アナフィラキシー、気管支喘息（大発作〜重度増悪）、上気道閉塞（気道異物や急性喉頭蓋炎）		
よくある疾患		
気道	気管支喘息（軽症）、気管支炎	
肺	自然気胸、COPD	
心臓	慢性心不全	
身体性／心理性	過換気症候群	

【仮説形成】

　一次評価で呼吸不全の状態であることがわかります。呼吸困難において、見逃してはいけない疾患は多岐にわたりますが（**表1**）、患者は一次評価で気道は開通しており、気道の異常はなく、また上気道の狭窄を示す連続性副雑音も聴取されていませんでした。したがって、気道閉塞や気道が狭窄する病態であるアナフィラキシー、上気道閉塞は、診断リストにおける優先順位は下がります。また、重症肺炎は発熱を認めておらず可能性は低いと考えられます。気管支喘息やCOPD急性増悪は、既往歴や身体所見から検証することが必要です。頸静脈怒張を生じる病態としてはうっ血性心不全、肺血栓塞栓症があり、ショックではないですが緊張性気胸も頸静脈怒張を生じるため検証する必要があります。したがって、今回の症例における呼吸困難で見逃してはいけない疾患として、気管支喘息、COPD急性増悪、うっ血性心不全、肺血栓塞栓症、緊張性気胸の5つの疾患について仮説形成を行いました。いずれの疾患も呼吸不全状態に陥る可能性がある疾患です。

⑨
呼吸困難

【主訴】 呼吸困難

【現病歴】 数日前から息切れがあり、坂道で休憩するようになっていた。〇月△日、午前 4 時頃就寝中に息苦しさを自覚し様子をみていた。午後 2 時頃息苦しさが悪化したため救急車要請。

【自覚症状】 呼吸苦あり、胸痛なし、胸部絞扼感なし、失神なし、血痰なし

【既往歴】 10 年前に陳旧性心筋梗塞（OMI）#7 PCI 治療、慢性心不全、高尿酸血症、COPD

【アレルギー】 なし

【内服歴】 タケルダ®配合錠（バイアスピリン 100mg、ランソプラゾール 15mg）1 回 /day、フェブリク® 10mg 1 回 /day、ロスバスタチン 2.5mg 1 回 /day、フロセミド 40mg

【生活歴】 喫煙：現在なし（20〜65 歳まで喫煙歴あり）、飲酒：焼酎 1 合程度、ADL：自立

【最終飲食時間】 午前 7 時頃

患者受け入れ時の状況（二次評価：身体所見）

【顔面】 顔面浮腫（−）、顔面紅潮（−）

【眼】 瞼結膜の蒼白（−）

【頸部】 頸静脈怒張（＋）、呼吸補助筋の使用（＋）、気管偏位（−）

【胸部】 呼吸音の左右差（−）、両肺野に低調性断続性副雑音（＋）、胸郭挙上の左右差（−）、鼓音・濁音（−）、心雑音（−）、Ⅲ音（＋）

【上肢】 ばち状指（−）

【下肢】 両下腿浮腫（＋）、腫脹・発赤・圧痛（−）、ホーマンズ徴候（−）

【仮説検証】

〈発症形態〉数日前から息切れがあり、明け方に呼吸苦を自覚し、時間経過とともに呼吸苦が悪化した経過から、突然発症した病態ではないことが推測できます。したがって、突然発症する肺血栓塞栓症や緊張性気胸の可能性は下がり、気管支喘息、COPD 急性増悪、うっ血性心不全が疑われます。特に、就寝中に呼吸苦を自覚した経過から、臥床状態で心臓への静脈還流が増加したことが要因になっていることが考えられ、うっ血性心不全の可能性が高くなります。

〈既往歴〉

- **気管支喘息**：既往歴はなく、喘鳴もないためルールアウトできると考えます。

- **COPD 急性増悪**：呼気時喘鳴や口すぼめ呼吸はないため可能性が下がりますが、呼吸補助筋の使用や頻呼吸を認めており、COPD の既往歴があるため完全にルールアウトすることはできないと考えます。

- **うっ血性心不全**：10 年前に陳旧性心筋梗塞（#7 PCI 治療後）があり、利尿薬も内服していることから慢性心不全の状態で心機能が低下していたことが考えられ可能性は高くなります。

〈随伴症状、身体所見〉

- **緊張性気胸**：胸痛はなく、呼吸音の左右差なし、皮下気腫や鼓音はなく、気管偏位もないため通常の気胸も含めて否定的です。

- **肺血栓塞栓症**：胸痛はなく、呼吸音の左右差もありません。また、喀血や失神のエピソードはな

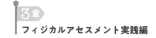

く、両下腿の浮腫についてもホーマンズ徴候も認めないことから深部静脈血栓症（DVT）の可能性も低く、疑いにくいと考えます。

- **うっ血性心不全**：両下腿の浮腫、頸静脈怒張、起坐呼吸も認め、右心不全の症状を示唆します。また、呼吸音では断続性副雑音が聴取され、Ⅲ音も聴かれることから左心不全の症状も認め、両性心不全を疑います。

【緊急度の判断と看護実践の根拠】

　検証の結果、発症形態からは徐々に症状が悪化していること、既往歴に陳旧性心筋梗塞があり、右心不全、左心不全の症状を示唆しており急性心不全が疑われます。そのため、心拍出量が低下し、循環不全症状が出現しています。また、肺水腫による拡散障害による低酸素血症の症状も出現しています。心不全に伴い、循環不全、呼吸不全状態があるため、緊急性は高い状態です。医師へうっ血性心不全の疑いがあること、呼吸不全状態であることを伝えます。また、救急処置の準備についてはモニタリングを行いながら、迅速に BVM で陽圧換気を実施し、非侵襲的陽圧換気（NPPV）の準備を追加、気管挿管および人工呼吸器の準備の確認を行います。

【看護実践】

場の調整：医師へうっ血性心不全による呼吸不全状態の可能性を報告する。

救急処置の準備、確認、実施：モニタリング継続、BVM による陽圧換気の実施、非侵襲的陽圧換気（NPPV）追加、気管挿管および人工呼吸器の準備の確認

呼吸困難の臨床推論のポイント

　呼吸困難における鑑別診断は多岐にわたるため、詳細な病歴聴取や身体診察、ならびに基本的検査による検証を余儀なくされますが、問診および身体診察によって呼吸困難患者の約70%の病因が特定されます。仮説形成から情報収集や仮説検証を行う上で、見逃してはいけない疾患の特徴を理解しておくことが必要です（**表2**）。

表2 呼吸困難の見逃してはいけない疾患の症状の尤度比と発症頻度（文献1〜5より作成）

疾患	尤度比と発症頻度
うっ血性心不全	起坐呼吸（LR＝2.2）、発作性夜間呼吸困難（LR＝2.6）、両側性の下腿浮腫（LR＝2.3）、うっ血性心不全の既往（LR＝5.8）、心筋梗塞の既往（LR＝3.1）
気管支喘息	呼気時喘鳴（LR＝5.77）、ウィーズ＋呼吸困難（LR＝13.3）、慢性咳嗽（LR＝4.4）、慢性喀痰（LR＝3.29）
COPD 急性増悪	呼吸補助筋の使用（LR＝3.3）、口すぼめ呼吸（LR＝2.7）、呼吸音の減弱（LR＝3.2）
肺炎	発熱（LR＝2.2）が80%、SpO_2低下（LR＝3.1）、呼吸音の減弱（LR＝2.3）
肺血栓塞栓症	急性呼吸性胸痛（60%、LR＝1.5）、片側性の下腿浮腫または疼痛（LR＝2.2）、血圧≦100mmHg（LR＝1.9）
緊張性気胸	血圧低下（収縮期血圧90mmHg以下）81%、頻脈（心拍数150回/min以上）94%、患側呼吸音減弱87%、打診上鼓音85%、皮下気腫100%、気管偏位60%

⑨呼吸困難

［検査の選択フェーズ］

問5 二次評価の仮説検証後の検査の選択とその根拠、検査の目的について述べてください。

【仮説検証の結果】

　うっ血性心不全、気管支喘息、COPD 急性増悪、肺血栓塞栓症、緊張性気胸について検証した結果、うっ血性心不全を強く疑います。COPD 急性増悪については完全にはルールアウトできていない状況です。

【検査の目的と検査の所見】

　検査については、うっ血性心不全の確定診断目的、また、そのほかの疾患をルールアウトする目的で準備をします。肺のエコー検査では肺表面から生じる線状アーチファクト（B ライン：肺水腫の確認）や胸壁に対する肺の呼吸性移動（lung sliding：気胸の確認）などを確認し、心臓では、左室サイズと収縮能（心不全）、下大静脈径と呼吸性変動（心不全・肺血栓塞栓症）、右室拡大（肺血栓塞栓症）の所見を確かめます。胸部 X 線では、心不全の所見、COPD や気管支喘息の確認を目的に準備をしていきます。静脈血採血については、心筋マーカー（BNP、NT-proBNP、トロポニン T、CK-MB）、D ダイマー、炎症反応等の確認を行い、また、呼吸不全状態のため酸素化能や酸塩基平衡の評価を目的に動脈血採血の準備を行います。12 誘導心電図では、肺塞栓にみられる心電図変化（S1Q3T3 パターン）の有無を確認します。

〈看護実践〉

検査の準備：エコー検査、胸部 X 線、静脈血採血、動脈血液ガス分析、12 誘導心電図

検査の選択のポイント

　循環器系の POCUS では、臨床診断に有用な項目が系統的心臓エコー検査から抽出され、focused cardiac ultrasound（FoCUS）として体系化され、主に①左室サイズと収縮能、②右室拡大（肺塞栓症）、③心膜液貯留（心タンポナーデ）、④下大静脈径と呼吸性変動（心不全）が評価されます。そして、「肺をエコーで診る」時代も到来しており、肺エコー検査も普及しています。心原性肺水腫では、B ラインが胸部で広範に観察されることが明らかにされています。大規模多施設共同研究においては、診察、心電図、動脈血液ガスに基づいた初期評価よりも肺のエコーを含めた評価のほうが、心原性肺水腫の診断精度が高いことが報告されています[6]。

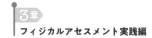

検査結果

【心エコー】IVC 23mm、呼吸性変動なし、TRPG 20mmHg、心室中隔 akinesis、EF 30%、AS（－）、AR（－）

【肺エコー】B ラインあり、気胸なし

【胸部 X 線】バタフライシャドー（+）、心胸郭比 CTR 66.1%

【血液検査】NT-proBNP 2,794pg/mL、トロポニン T 0.04ng/mL、D ダイマー 3.7 μg/mL、白血球 11.2 × $10^3/\mu$L、CRP 0.09mg/dL、Seg 31%、Lymph 65%

【動脈血液ガス】pH 7.213、PCO$_2$ 55.1mmHg、PO$_2$ 94.4 mmHg、HCO$_3$ 30.1 mEq/L、BE －6.7 mmol/L、Lac 4.6mmol/L

【12 誘導心電図】V1-4QS パターン

【看護問題と看護実践フェーズ】

問 6　検査結果から仮説検証を行い、医師と検査結果、診断を共有してください。

　血液検査では D ダイマー 3.7 μg/mL と上昇を認めますが、心エコーでは、TRPG（右室右房間圧較差）20mmHg であり、肺高血圧の基準（TRPG ＞ 31〜36mmHg）以下のため肺血栓塞栓症である可能性は極めて低いと考えます。12 誘導心電図は V1-4 で QS パターンであり、心室中隔無収縮を認めており、OMI の既往歴の影響が考えられます。血液検査では白血球 11.2 × $10^3/\mu$L、CRP 0.09 mg/dL とわずかに炎症反応の上昇を認めます。リンパ球優位の炎症反応上昇のためウイルス性の感染症が潜んでいれば COPD 増悪や心不全増悪の要因になっている可能性があります。そして、心エコーで IVC 23mm、呼吸性変動はなく、胸部 X 線ではバタフライシャドー（+）に加えて、肺エコーでも B ラインがあり、血液検査では NT-proBNP 2,794pg/mL、トロポニン T 0.04ng/mL と心筋マーカーの上昇もあることから、うっ血性心不全が最も考えられることを医師と確認しました。さらに、動脈血液ガスでは pH 7.213、PCO$_2$ 55mmHg、PO$_2$ 94mmHg であり、リザーバー酸素マスク 10L 投与下で P/F 比＜ 100 と推定され、極めて重度な呼吸不全状態です。PCO$_2$ ＞ 45mmHg で COPD の既往歴もあるため 2 型呼吸不全に分類されます。そのため、呼吸不全の原因としては肺胞低換気を想起しますが、A-aDO$_2$ = 550（F$_I$O$_2$ 1.0 で換算）と開大しており、肺水腫に伴う拡散障害がみられます。酸素投与においても酸素化は改善しないことからシャント状態に陥っていることが推察されます。

医学診断

【診断】うっ血性心不全増悪（急性心不全）、急性呼吸不全

【治療】硝酸薬投与、利尿薬投与

⑨呼吸困難

問7 医学診断後の病態アセスメント、一次評価、二次評価を統合して看護問題を特定してください。その上で看護計画を立案し、その根拠を提示してください。

【看護診断：#1 心拍出量減少】

　患者は、就寝中の明け方に呼吸困難が出現し、時間経過とともに増悪しました。既往歴に陳旧性心筋梗塞があり、頸静脈怒張や両下腿浮腫も認めていることから慢性心不全による右心不全の状態であったと考えられます。心不全の増悪因子は、感染症や塩分・水分の摂取過剰、内服中断、過労など多岐にわたります。今回、心不全が増悪した原因の特定は難しいですが、患者はCOPDの既往歴があり、慢性的な肺血管抵抗や高炭酸ガス血症による心臓への負担、老化、リンパ球有意の感染症などが引き金となり、前壁中隔PCI後でもともと心機能は低下している中で、さらに悪化して左心不全に陥ったと考えます。左室拡張期圧の上昇から肺静脈圧が上昇して肺うっ血が起こり肺水腫を発症したと考えられます。心音ではⅢ音の聴取、呼吸音では断続性副雑音が聴取されます。心ポンプ機能低下に伴い、交感神経の作用、カテコラミンの分泌により、心拍数の増加、心収縮力が上昇し、冷汗、冷感、高血圧、頻脈を呈し、心不全分類CS1の状態が示唆されます。したがって、看護診断として#1心拍出量減少をあげます。

【看護診断：#2 ガス交換障害】

　心不全に伴い肺水腫をきたしており、拡散障害を主としたガス交換障害によって推定P/F比＜100の重度な呼吸不全を起こしています。低酸素血症、高二酸化炭素血症に伴い頻呼吸や努力呼吸を呈しており、看護診断は#2ガス交換障害をあげます。

【看護診断の統合：#1 心拍出量減少】

　#1が原因で#2が引き起こされています。酸素化が悪化することで心負荷がかかり心不全は悪化します。心不全が回復しなければ酸素化は改善しません。循環管理と呼吸管理が必要な状況であるため、看護診断を統合し、#1心拍出量減少とします。

【看護実践の提案】

　看護実践は、呼吸不全に対し、高濃度酸素投与を継続しながら一次評価、二次評価、酸素化能データの観察を継続的にモニタリングしておくことが必要です。ガス交換障害の原因は心原性肺水腫による拡散障害が主であると考えられるため、拡散障害を是正するためにBVMで陽圧換気を開始し、NPPVを装着できる準備を行います。NPPVで酸素化能の改善が得られなければ気管挿管の適応となるため人工呼吸器の準備をしておきます。うっ血性心不全については、前負荷軽減のため硝酸薬や利尿薬が投与できるように準備します。また、心ポンプ機能低下と頻脈もあるため循環作動薬と抗不整脈薬を準備し、循環動態が保てない場合には大動脈内バルーンポンプ（IABP）の適応に

なるため準備をしておきます。

看護計画

看護問題（診断）：＃1 心拍出量減少
看護目標：酸素化改善とともに呼吸困難感が緩和する。循環不全症状が消失し、バイタルサインが安定する

O-P	・一次評価：呼吸状態／循環不全症状 ・二次評価：呼吸音、心音、頸静脈怒張、起坐呼吸 ・バイタルサイン／モニタリング ・検査データ（動脈血液ガス、心筋マーカー） ・水分出納バランス
C-P	・酸素投与（BVM 換気、NPPV 装着） ・気管挿管の準備 ・硝酸薬の準備 ・利尿薬の準備 ・循環作動薬、抗不整脈薬の準備（必要時には IABP も） ・安楽な体位の保持（ファーラー位） ・ベッド上安静 ・尿バルーンカテーテルの挿入 ・タッチング
E-P	・処置やケアの目的について必ず説明する。 ・安静の必要性について説明する。 ・呼吸困難は我慢しなくてよいことを説明する。

問8 関連図を提示してください（次ページ）。

継続観察

【一次評価】気道開通（＋）、呼吸補助筋の使用（－）、起坐呼吸（－）、頸静脈怒張（－）、冷汗（－）、冷感（－）、GCS 14 点（E4V4M6）、不穏（－）

【バイタルサイン】呼吸数 28 回 /min、SpO$_2$ 96％（NPPV：S/T モード、FiO$_2$ 0.4、IPAP 8、EPAP 4）、血圧 129/98mmHg、心拍数 90 回 /min、体温 36.5℃

【治療】ミリスロール® 18mg/h（5μg/ 体重 60kg/min）点滴、ラシックス® 20mg 静注

【二次評価】呼吸困難軽減あり、呼吸音断続性副雑音（＋）、心音 Ⅲ音（＋）、尿量 350mL/h 流出あり

問9 最後に、これまでの看護実践の評価と継続的な観察を行い、再度、緊急度の判断と継続的な看護実践を提案してください。

【呼吸のフィジカルアセスメント】

　現在の一次評価、バイタルサインにおいて、NPPV により拡散障害が是正され SpO$_2$ の上昇がみられていますが、SpO$_2$ から考えても PaO$_2$ 100mmHg 以下であり、P/F ＝ 250 ということが予測されます。呼吸補助筋の使用がなくなったことから、重度の呼吸不全状態は緩和されましたが、頻呼

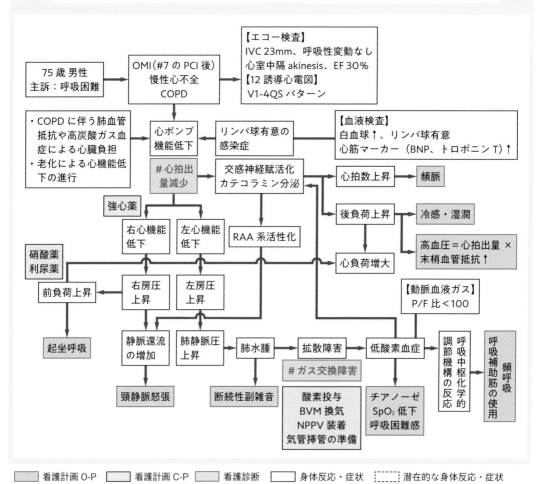

関連図

看護（患者）目標

酸素化改善とともに呼吸困難感が緩和する。循環不全症状が消失し、バイタルサインが安定する

吸があり、呼吸不全状態は続いています。引き続き、モニタリングと呼吸管理を行っていきます。

【循環のフィジカルアセスメント】

　頸静脈怒張の消失は、硝酸薬によって静脈系の血管抵抗が低下し、利尿薬によって尿量が得られ静脈還流量が低下したことで前負荷が緩和したことを示しています。また、前負荷の緩和に伴って後負荷も緩和し、左房圧および肺静脈圧の低下によって肺鬱血が軽減し、NPPVの効果と合わさって呼吸不全の改善につながったと考えます。さらに、前・後負荷の緩和および呼吸不全が改善したことで、生体への侵襲が減少し、冷感、冷汗、頻脈、高血圧、不穏状態など交感神経賦活化を示す症状が落ち着いたものと推測します。しかし、心音ではⅢ音が聴かれており、心不全状態による心

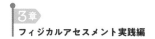

拍出量減少リスクは高く、引き続き循環動態変動に注意が必要です。

【緊急度の判断と看護実践の根拠】

　NPPV装着や薬剤投与に伴う前負荷の緩和により、重度の呼吸不全状態は改善がみられ、来院時より状態は安定してきていますが、呼吸循環動態の変動はきたしやすい状態が続いているため緊急度は高い状態です。引き続き状態悪化に対応できるようにほかの看護師と連携しながら救急薬剤の準備やモニタリングを行い、全身管理による治療が継続できるようにICUへの入院調整を行います。

【看護実践】

　場の調整：ICUへの入院調整

　救急処置の準備、確認：救急薬剤の準備、モニタリング

引用・参考文献

1) マーク・ヘンダーソンほか. 聞く技術 答えは患者の中にある 第2版. 東京, 日経BP, 2013, 223-31.
2) スティーブン・マクギー. マクギーの身体診断学 改訂第2版/原著第3版 エビデンスにもとづくグローバルスタンダード. 柴田寿彦ほか訳. 東京, エルゼビア・ジャパン, 2014, 216-28.
3) スコット・スターンほか. 考える技術 臨床的思考を分析する 第2版. 東京, 日経BP, 2011, 608.
4) スコット・スターンほか. 考える技術 臨床的思考を分析する 第3版. 東京, 日経BP, 2015, 355-71.
5) Steier, M. et. al. Pneumothorax complicating continuous ventilatory support. J Thorac Cardiovasc Surg. 67 (1), 1974, 17-23.
6) Pivetta, E. et al. Lung ultrasound implemented diagnosis of acute decompensated heart failure in the ED: A SIMEU Multicenter Study. CHEST. 148 (1), 2015, 202-10.
7) 日本循環器学会／日本心不全学会. 急性・慢性心不全診療ガイドライン (2017年改訂版). 急性・慢性心不全診療ガイドライン (2017年改定版). https://www.j-circ.or.jp/cms/wp-content/uploads/2017/06/JCS2017_tsutsui_h.pdf (2022年3月閲覧)
8) 医療情報化学研究所編. 病気がみえる vol.4 呼吸器. 東京, メディックメディア, 2008, 16.

（本田智治）

⑨ 呼吸困難

めまい

患者受け入れ前の状況

【救急外来の体制】 患者は観察室に2名おり、看護師1名が対応中である。待合室にも複数の患者が待機しており、内科医師は診療室で患者の診療中である。看護師1名は適宜トリアージを実施している。

【救急隊情報】 42歳男性。午後8時頃から回転性めまい、嘔気により歩行困難となり、同居している妻が救急車を要請した。救急隊到着時のバイタルサインは、JCS I-1、血圧168/98mmHg、脈拍98回/min、呼吸数20回/min、SpO₂ 99%（room air）、体温36℃

【受け入れ準備】 救急隊情報を内科医師に共有したところ、患者到着後、バイタルサインを測定し、報告するよう指示を受ける。バイタルサインは比較的安定していることから、ベッド④での受け入れ準備を始めた。

患者受け入れ時の状況（一次評価）

【第一印象】 患者は、ストレッチャー上に半坐位となり、きつく目をつむりながら両手でエチケット袋を持ち、口に当てている。呼吸状態は比較的平静にみえる。表情は苦悶様、顔色はやや不良であり、額にうっすらと発汗している。こちらからの挨拶に対し、「よろしくお願いします」と返答があった。

【一次評価】 気道開通（＋）、頻呼吸（－）、呼吸補助筋の使用（－）、頸静脈怒張（－）、冷汗（＋）、冷感（－）、顔色不良（軽度）、GCS 14点（E3V5M6）、瞳孔径R＝L（3.0mm）、対光反射（＋）、共同偏視（－）、四肢の運動麻痺や感覚障害（－）、低体温（－）、高体温（－）

【バイタルサイン】 血圧160/88mmHg、脈拍90回/min、呼吸数17回/min、SpO₂ 99%（room air）、体温36℃

［トリアージと蘇生フェーズ：一次評価］

問1 一次評価の所見と異常症候を挙げてください。

循環の観察から、顔色不良や発汗を認めます。また、血圧、脈拍がやや高めです。

問2 異常症候を分析し、緊急度の判断と場の調整、救急処置の看護実践について提案してください。

【循環のフィジカルアセスメント】

〈循環の異常〉発汗、顔色不良、高血圧、頻脈

　発汗は、汗腺および汗腺を支配する自律神経の活動に影響を受けます。交感神経は、視床下部から下行し、顔面の皮膚に至り、顔面の発汗や皮膚血管を調節します。患者は、めまいを自覚してお

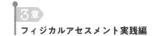

り、その苦痛を伴う症状やめまいを引き起こしている疾患によって交感神経が優位になっている可能性があります。患者の血圧上昇、頻脈についても、交感神経による影響を受けていると説明することができます。また、めまいという症候から脳神経系の疾患を想起することができ、頭蓋内圧亢進症状による血圧上昇も意識しておく必要があります。

【脳神経のフィジカルアセスメント】

患者は、意識レベル清明であり、脳ヘルニアを疑うような神経学的所見の異常も認めません。しかし、脳神経系の疾患が考えられる以上、意識レベルや神経学的所見の変動を継続的に観察していく必要があります。

【緊急度の判断、看護実践の根拠】

発汗や血圧上昇、頻脈は、交感神経優位に伴う諸症状であることが推察され、一次評価における緊急性は低いと考えます。ベッド④へ案内し、医師に連絡し、看護師間で情報共有をします。バイタルサインの変動を注視するため、モニタリングを開始します。

【看護実践】

場の調整：ベッド④へ案内、医師に連絡、看護師間で情報共有

救急処置の準備、実施：モニタリング

めまいを訴える患者への救急初療看護のポイント

めまいは、救急外来において頻度の高い症候であり、めまいを訴える患者は、救急外来患者全体の 25％を占めます[1]。その原因によって「中枢性めまい」と「末梢性めまい」に大別され、緊急性の高い「中枢性めまい」は、急性のめまい症状を訴える患者のうち、約6％に存在すると言われます[2]。その6％を見逃さないため、問診などによるフィジカルアセスメントを活用した二次評価が非常に重要です。

問3 主訴から見逃してはいけない疾患とよくある疾患を挙げてください。

見逃してはいけない疾患は、脳出血や脳梗塞などの脳血管疾患です。特に、小脳や脳幹は、視覚やその他感覚器から得られる情報とともに、身体の平衡維持を調整する機能を有するため、小脳や脳幹の血管障害では中枢前庭機構の破綻をきたし、めまいが生じます。また、椎骨脳底動脈循環不全やワレンベルグ症候群も、患者の機能予後に大きな影響を及ぼす可能性があるため、見逃してはいけない疾患です。よくある疾患は、**表1**に示す通りです。

⑩めまい

表1 めまいの見逃してはいけない疾患とよくある疾患

	見逃してはいけない疾患	
脳神経系	脳梗塞（小脳、脳幹）、脳出血（小脳、脳幹）、椎骨脳底動脈循環不全、ワレンベルグ症候群	
循環器系	貧血、低血圧、洞不全症候群や房室ブロックなどによるアダムストークス症候群	
	よくある疾患	
耳鼻科系	良性発作性頭位めまい症、メニエール病、前庭神経炎、内耳炎、突発性難聴	
脳神経系	前庭性片頭痛	
その他	薬剤性によるもの、精神疾患や心因反応によるもの	

［トリアージと蘇生フェーズ：二次評価］

問4 二次評価では仮説形成をした上で情報収集します。仮説形成後は患者情報から仮説を検証し、疾患を予測してください。その上で一次評価を統合させ、改めて緊急度を判断して看護実践を行うための根拠を提示してください。

【仮説形成】

　一次評価からは、明らかな循環の異常を認めなかったため、貧血や低血圧等の循環器系の疾患は積極的には考えづらいです。また、精神疾患や心因反応によるものは器質性疾患のない場合に検討すべきであるため、今の段階では仮説から除外します。

　以上のことから、本患者の疾患を検証するための仮説として、見逃してはいけない疾患は、小脳や脳幹の脳梗塞、脳出血、または椎骨脳底動脈循環不全やワレンベルグ症候群を、よくある疾患は、耳鼻科系疾患や脳神経系疾患の可能性を考え、仮説検証を行っていきます。

患者受け入れ時の状況（二次評価：問診）

【主訴】めまい

【現病歴】来院当日の午後8時頃から回転性めまい、嘔気が出現し、1時間経っても症状の改善がない。歩行も困難となり、同居している妻が救急車を要請した。2日前、仕事中に重い荷物を持ち上げた直後に左後頸部に強い痛みを自覚し、妻が持っていた市販の鎮痛薬を服用していた。来院時にもめまいが持続しており、このような症状は過去に経験がない。

【自覚症状】左後頸部痛あり（NRS 7/10）、嘔気あり

【既往歴】健康診断で高血圧、脂質異常症を指摘されたものの、未治療

【アレルギー】なし【内服歴】前日より市販の鎮痛薬を服用中

【生活歴】喫煙あり（20本/day）、飲酒あり（ビール350mL 2缶/day）、ADL自立

【最終飲食時間】午後7時30分

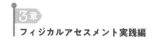

患者受入時の状況（二次評価：身体所見）

【脳神経】 GCS 14 点（E3V5M6）、JCS Ⅰ-1、運動麻痺：バレー試験（−）、ミンガッチーニ試験（−）、小脳失調：指鼻試験（−）、膝踵試験（−）、髄膜刺激症状：ジョルトアクセンチュエイション（−）、ネックフレクションテスト（−）、項部硬直（−）、ケルニッヒ徴候（−）、ブルジンスキー徴候（−）

【12脳神経】 瞳孔径 R=L（3.0mm）、対光反射あり、視野障害（−）、眼位異常（−）、複視（−）、眼瞼下垂（−）、回転性めまい（＋）、頭位変換によるめまいの増悪（−）、注視眼振検査：眼振（−）、顔面知覚異常（−）、顔面運動異常（−）、カーテン徴候（−）、嗄声（−）、舌偏位（−）

【循環器系】 眼瞼結膜：ピンク色、モニター心電図：洞調律、異常心音なし

【仮説検証】

〈現病歴、随伴症状から検証〉

　患者は、2日前に重い荷物を持ち上げた直後に左後頸部に強い痛みを自覚しています。ある一瞬を境に痛みがピークに達する突然発症の疼痛は、裂ける、破れる、捻れる、詰まるをキーワードとし、血管や臓器、腫瘍等の解離、穿孔、塞栓といった緊急性の高い疾患を想起させます。患者は、先行する突然発症の左後頸部痛を有することから、緊急性の高い疾患に罹患している可能性があります。また、後頸部には、小脳や脳幹、椎骨脳底動脈が位置しています。脳梗塞の発症により頭痛を呈することはまれであることから、見逃してはいけない疾患の中でも特に、小脳出血や脳幹出血、椎骨脳底動脈解離を積極的に疑います。

〈発症形態、持続時間から検証〉

　急性発症のめまいであり、1時間以上継続しています。**表1**のよくある疾患にある良性発作性頭位めまい症は、1分以内のめまいを繰り返し、安静にしていれば改善する傾向にあり、患者の症状とは一致しません。また、メニエール病や片頭痛は、過去に同様の症状を経験していることが多く、否定的です。

〈身体所見から検証〉

　注視眼振検査において、明らかな眼振は認められません。小脳失調のうち、指鼻試験や膝踵試験で運動失調を評価しましたが、陰性です。体幹失調は、患者を立位にしなければならず、緊急性の高い疾患が否定できない現段階では実施しません。その他神経学的所見に異常は認められず、脳出血や脳梗塞、ワレンベルグ症候群などの脳神経障害を積極的に疑う身体所見はありません。また、メニエール病では、注視眼振検査において障害側の水平・回旋混合性眼振を認めることがありますが、眼振はないことから、こちらも否定的です。

〈疾患リスクから検証〉

　患者は、未治療の高血圧や脂質異常症を有し、また喫煙習慣もあります。これらは、脳卒中危険因子となることから、**表1**の見逃してはいけない疾患に挙げた脳神経系疾患の可能性を高めます。

⑩めまい

【緊急度の判断と看護実践の根拠】

　現病歴、随伴症状を検証したところ、先行する突然発症の左後頸部痛を認め、小脳出血や脳幹出血、椎骨脳底動脈解離を疑います。また、患者が脳卒中危険因子を有し、急性発症のめまいが長時間持続していることも、これを支持します。しかし、現在、患者の身体所見からは、脳出血や脳梗塞の発症に伴う頭蓋内圧亢進症状や脳虚血症状は認めません。これらのことを統合し検討した結果、特に、椎骨脳底動脈解離を積極的に疑います。

　今後、椎骨脳底動脈解離が進行した場合、脳梗塞やくも膜下出血をきたす可能性が考えられ、緊急性は高い状態です。椎骨脳底動脈解離が疑われることを医師へ報告し、ほかの看護師と情報共有するとともに、急激な血圧上昇のないよう安静保持に努める必要があります。また、現在、患者はベッド④を使用しており、状態悪化時の迅速な対応が行えるよう、ベッド移動を検討します。安静保持に向け、移動の回数は最小限にする必要があるため、CT室への移動の機会を活用して、帰室時にベッド①へ案内できるよう調整します。

　加えて、解離が血管の中膜・外膜間に及ぶと動脈瘤が形成され、出血のリスクが高まることから、降圧薬の持続投与が必要となる可能性があります。状態の急激な悪化をきたす可能性も考えられるため、末梢静脈路を確保します。

【看護実践】

場の調整：医師へ報告、ほかの看護師と情報共有、ベッド①への移動の調整
救急処置の準備、実施：末梢静脈路確保、モニタリング継続
その他：平易な言葉を用いて、患者に安静の必要性を説明する。

めまいの臨床推論のポイント

　めまいの症状は多様です。自身や周囲のものが回転しているように感じる「回転性めまい」、フワフワと浮いているように感じる「浮動性めまい」、また、眼前暗黒感やふらつき感を「めまい」と表現する患者も存在します。問診技術を活用して、「めまい」の性状を正確に捉えることが的確な二次評価につながります（**表2**）。

　また、めまいを訴える患者に対する注視眼振検査は、トリアージの際にも活用しやすく、めまいの原因を検証する上で、とても重要な身体所見です（**図1**）。

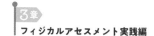

表2 めまいの性状と予測される病態

めまいの性状	予測される病態
回転性めまい	・主に末梢性めまいにおいて、強い回転性めまいを訴えることが多い。 ・小脳梗塞では、急速に前庭神経核の一側性障害をきたし回転性めまいを発症する。
浮動性めまい	主に中枢性めまいにおいて、軽い浮動感を訴えることが多い。
眼前暗黒感	前失神症状であり、一過性の脳循環不全によって起こる。貧血や低血圧、アダムストークス症候群などを想起する。

※ただし、めまいの性状のみで中枢性めまいや末梢性めまいを鑑別することは困難である。

I．記載法

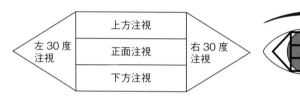

II．記号

○	眼振なし
→	水平性
↓	垂直性
⤴	回旋性

III．予測される病態

眼振		眼振図	予測される病態
一方向性	水平性		末梢性めまいで多くみられる。 メニエール病では水平・回旋混合性眼振を呈しやすく、障害側を向くことが多い。
	水平・回旋混合性		
注視方向性			後頭蓋窩疾患に認める。（垂直性眼振がみられることもある。 振幅に差がある場合、大きい振幅の眼振方向に脳幹障害を認めることが多い。
垂直性	下眼瞼向き		小脳虫部の障害を疑う。
回旋性			ワレンベルク症候群や延髄空洞症など、下部脳幹、特に延髄の障害でみられる。

図1 注視眼振検査と予測される病態（文献3、4より作成）

⑩めまい

［検査の選択フェーズ］

問5 二次評価の仮説検証後の検査の選択とその根拠、検査の目的について述べてください。

【仮説検証の結果】

　見逃してはいけない疾患の中でも、椎骨脳底動脈解離を強く疑います。また、先行する後頸部痛を認め、血圧も高めであることから小脳出血や脳幹出血も鑑別に挙がっています。

【検査の目的と検査の所見】

　頭部単純 CT は、急性期脳出血の診断に向けた第一選択の検査であり、脳出血の検出能は、発症からの時間、出血の部位や大きさ、ヘマトクリット濃度などの要素にも影響されます。椎骨脳底動脈解離を疑う場合、頭部 MRI＋MRA および頭部 CTA の実施が検討されます。また、片側の椎骨動脈が MRA で描出されないことがあり、その病態把握には、血管の外観を表示した BPAS-MRI と、血管内腔を反映した MRA の撮像をペアにしたものが有用です[3]。

【看護実践】

検査の準備：頭部 CT の準備、頭部 MRI＋MRA の準備
その他：MRI 事前チェックリストに則り、MRI 禁忌の有無や体内金属、装着金属の確認と除去

検査の選択のポイント

　頭部 MRI＋MRA および頭部 CTA の椎骨動脈解離に対する感度と特異度は類似していますが、CTA と比較すると MRI のほうが血管病変以外の診断能が高いことから、緊急で MRI 撮影が可能かつ禁忌でなければ、MRI が優先して行われます[5]。

検査結果

【頭部単純 CT】 優位所見なし
【頭部 MRA】 左椎骨動脈に不整な動脈瘤様拡張と狭窄あり
【BPAS-MRI】 左椎骨動脈が紡錘状に拡張あり
【MRI T1 拡張画像】 左椎骨動脈内に壁在血腫を示唆する一部高信号域あり

［看護問題と看護実践フェーズ］

問6 検査結果から仮説検証を行い、医師と検査結果、診断を共有してください。

　頭部単純CTおよびMRI＋MRAから、脳出血や脳梗塞は否定され、左椎骨動脈解離の診断となりました。頭部MRA所見にみられた「不整な動脈瘤様拡張と狭窄」は転帰不良因子の一つであるため、解離の進行を予防するため、降圧や安静に努める必要があります。

医学診断
【診断】左椎骨動脈解離
【治療】降圧薬投与、床上安静

問7 医学診断後の病態アセスメント、一次評価、二次評価を統合して看護問題を特定してください。その上で看護計画を立案し、その根拠を提示してください。

【看護診断：非効果的脳組織循環リスク状態】

　患者は、未治療の高血圧や脂質異常症の既往があり、喫煙習慣もあることから、動脈硬化が進行していたことが考えられます。来院2日前、仕事中に重い荷物を持ち上げた際の怒責によって一過性の血圧上昇を呈し、血行力学的ストレスが左椎骨動脈に加わったことにより、椎骨動脈解離を発症し、突然発症の左後頸部痛を自覚したものと考えます。救急車要請に至っためまいは、左椎骨動脈解離を起因とした脳後方循環系の一過性脳虚血発作（TIA）による症候であると考えられました。椎骨動脈解離は、解離が脳動脈の内側に進展すると血管腔の狭窄や閉塞をきたし、脳梗塞やワレンベルグ症候群を発症します。また、解離が中膜・外膜間に及ぶと脳動脈の外側が動脈瘤様に膨らみ、破裂するとくも膜下出血を発症します。このようなリスクの回避に向け、看護診断は非効果的脳組織循環リスク状態を挙げます。

【看護実践の提案】

　椎骨動脈解離の進行を予防するため、降圧薬の準備を行うとともに、患者にも協力を仰ぐ必要があります。安静の必要性を説明するとともに、症状の増悪など自覚症状出現時には申告するように伝え、急激な血圧上昇がないように配慮します。また、脳梗塞やくも膜下出血を発症した場合には、急激な意識障害やバイタルサインの変動、神経学的所見の悪化を認める可能性があるため、一次評価や二次評価、モニタリングを継続的に行います。

⑩
め
ま
い

看護問題（診断）：非効果的脳組織循環リスク状態
看護目標：脳虚血症状や出血症状の出現がない

O-P	・**一次評価**：意識レベル、瞳孔所見、麻痺 ・**二次評価**：自覚症状（めまい、左後頸部痛、嘔気）の変化、神経学的所見 ・バイタルサイン／モニタリング
C-P	・医師の指示に基づき、降圧薬投与を開始し、血圧コントロールを行う。 ・左後頸部痛に対して鎮痛薬を準備し、疼痛コントロールの必要性を医師に提案する。 ・血圧上昇をきたす可能性のある検査や処置は分散し、実施の必要性が高いもののみに限定することを医師に提案する。
E-P	・安静の必要性について平易な言葉を用いてわかりやすく説明する。 ・めまいや疼痛など、自覚症状悪化時には我慢せず看護師に申告するよう説明する。

問8 関連図を提示してください（次ページ）。

継続観察

【**一次評価**】冷汗（−）、冷感（−）、GCS 15 点（E4V5M6）、瞳孔径 R=L（3.0mm）、対光反射（＋）、共同偏視（−）、四肢の運動麻痺や感覚障害（−）
【**バイタルサイン**】血圧 136/88mmHg（降圧薬投与下）、脈拍 78 回/min、呼吸数 15 回/min、SpO$_2$ 99%（room air）、体温 36.5℃
【**二次評価**】回転性めまい（±）、嘔気（−）、左後頸部痛 NRS 3/10（鎮痛薬投与下）、神経学的所見（−）

問9 最後に、これまでの看護実践の評価と継続的な観察を行い、再度、緊急度の判断と継続的な看護実践を提案してください。

【循環フィジカルアセスメント】

　自覚症状の軽快に伴い、発汗などの自律神経症状も改善しています。また、降圧薬の投与を開始し、収縮期血圧は140mmHg以下にコントロールできており、循環の安定化は図れていると考えます。

【脳神経フィジカルアセスメント】

　めまいは軽度残存しているものの、意識レベルや神経学的所見の悪化なく経過できており、安定していると考えます。

【緊急度の判断と看護実践の根拠】

　適切な降圧や鎮痛が図れ、自覚症状や身体所見の悪化は認めません。しかし、椎骨動脈解離に対して保存的加療が行われている状況にあり、いまだくも膜下出血や脳梗塞に移行するリスクは残っており、緊急度は中等度であると考えます。特に、降圧薬投与に伴い急激な血圧低下をきたした場

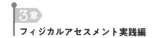

関連図

看護（患者）目標

脳虚血症状や出血症状の出現がない

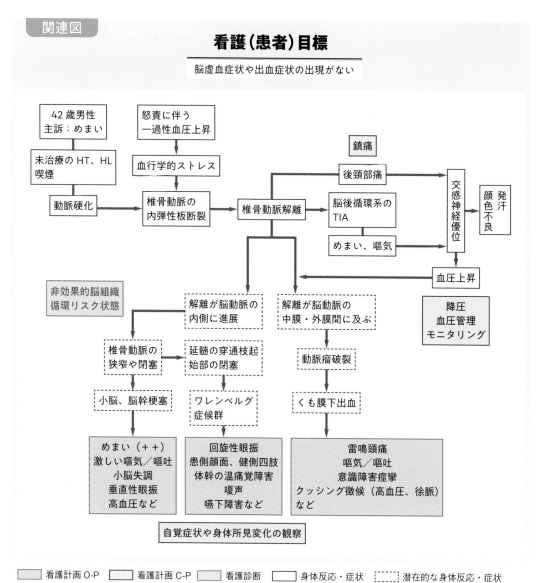

| 看護計画 O-P | 看護計画 C-P | 看護診断 | 身体反応・症状 | 潜在的な身体反応・症状 |

合、脳梗塞を発症するリスクが高まることから、モニタリングを継続し、適切な血圧コントロールに努めるとともに、脳虚血症状の出現に注意していく必要があります。また、急激な状態悪化に備え、救急カートを近くに設置しておきます。

【看護実践】

場の調整：本人、家族に対する病状説明への同席、入院調整

救急処置の準備、実施：モニタリング継続、血圧コントロール、近くに救急カートを設置

その他：医師の説明に対する患者、家族の理解度を確認し、必要時に補足する。

⑩めまい

引用・参考文献

1）河村満ほか. 標準的神経治療：めまい. 神経治療学. 28（2）, 2011, 192.

2）Kroenke, K. et al. How common are various causes of dizziness? A critical review. South Med J. 93（2）, 2000, 160-7.

3）中居康展. "椎骨動脈解離の病態・診断・治療". Medical Practice. 37（4）, 2020, 552-6.

4）黒川顕. "めまい". 改訂第5版 救急診療指針. 日本救急医学会監修. 東京, へるす出版, 2018, 282.

5）James, MP. MRI and MRA for evaluation of dissection of craniocerebral arteries:lessons from the medical literature. Emergency Radiol. 16（3）, 2009, 185-93.

（望月 桂）

吐血

患者受け入れ前の状況

【救急外来の体制】 ベッド②で内科医師と看護師1名は、腹痛で来院した絞扼性イレウス疑い患者の対応中。

【救急隊情報】 60歳男性。午後11時30分頃に吐血したため救急車要請。その後も救急隊が到着するまでに3回の吐血あり。

【受け入れ準備】 医師に報告し、吐血の情報からベッド③で受け入れ準備を始めた。

患者受け入れ時の状況（一次評価）

【一次評価】 気道開通（＋）、頻呼吸（＋）、冷汗（＋）、冷感（＋）、顔面蒼白（＋）、GCS 15点（E4V5M6）、外傷（－）、体温異常（－）

【バイタルサイン】 呼吸数30回/min、SpO_2 98%（10L/min リザーバーマスク）、脈拍140回/min、血圧80/60mmHg、瞳孔3.0mm（R=L）、対光反射迅速、体温36.1℃

［トリアージと蘇生フェーズ：一次評価］

問1 一次評価の所見と異常症候を挙げてください。

　一次評価では、呼吸の観察において頻呼吸があり、循環の観察において冷汗、冷感、顔面蒼白を認めています。バイタルサインでは、呼吸数30回/minの頻呼吸と、脈拍140回/minの頻脈、血圧80/60mmHgと低値を認めています。

問2 異常症候を分析し、緊急度の判断と場の調整、救急処置の看護実践について提案してください。

【呼吸のフィジカルアセスメント】

〈呼吸の異常〉 呼吸数30回/min

　10L/min リザーバーマスクでの酸素投与が行われている状態ではありますが、SpO_2 98%と低酸素血症は認めていません。呼吸数30回/minの頻呼吸は、低酸素血症によるものではないと考えます。

【循環のフィジカルアセスメント】

〈呼吸の異常〉 呼吸数30回/min

　呼吸数30回/minの頻呼吸は、循環不全状態により組織の低酸素症が進行しており、アシドーシ

スに対する代償反応が機能していると考えられます。

〈循環の異常〉脈拍 140 回 /min の頻脈、血圧 80/60mmHg、冷汗（＋）、冷感（＋）、顔面蒼白（＋）

　吐血による循環血液量減少により、心拍出量が減少して血圧低下が起きています。また血圧低下のため、交感神経が興奮しカテコラミンが分泌され、α 作用による末梢血管の収縮や、β 作用による心拍数の増加がみられます。そのため、頻脈や末梢の冷感、顔面蒼白の症状が出ています。また冷感部位の発汗作用が同時に生じ、冷汗として現れています。

【緊急度の判断と看護実践の根拠】

　一次評価において呼吸・循環の観察で異常をきたしている原因として、循環不全・ショック状態であることが推察され、緊急度が高い状態です。内科医師へ吐血に伴いショック状態であることを報告し、ベッド①へ患者を移動しました。

　看護師不足も懸念されるため、救急病棟の看護師へ応援を要請します。また、ショック状態であることから、酸素投与、末梢静脈路の確保、継続したモニタリングが行えるよう準備します。

【看護実践】

場の調整：ベッド①へ移動、医師へ報告、看護師間の情報共有、救急病棟の看護師への応援要請

救急処置の準備、実施：酸素投与、気管挿管、末梢静脈路確保、モニタリング、輸血の準備

循環のフィジカルアセスメントのポイント

　循環のフィジカルアセスメントのポイントは、ショック症状に早期に気づくことです。バイタルサインに変化が生じてからショックだと認識していては対応が遅れます。「ショックの5P」と言われる徴候を、初期の段階から見逃さないようにします。顔面蒼白、虚脱、冷汗、呼吸不全、脈拍触知不能がショックの5Pと言われており、一次評価から判断できる徴候になります。いずれかの徴候を生じている場合にはショック状態であると認識して対応することが必要です。

　バイタルサインからも早期の認識が必要ですが、「収縮期血圧低下＝ショック」という認識では対応の遅れにつながります。多くの場合は、収縮期血圧低下の前に頻脈や拡張期血圧の上昇を認めます。これらは交感神経が興奮することにより生じています。よって、脈拍数の増加や拡張期血圧の上昇は、循環系のホメオスターシスを維持するために出ている症状であり、ショック状態であると認識することが必要です。

問3 主訴から見逃してはいけない疾患とよくある疾患を挙げてください（表1）。

　吐血の見逃してはいけない疾患とよくある疾患は**表1**のとおりですが、口から血を吐いたということであれば喀血も鑑別（除外）に入れる必要があります。

表1 吐血の見逃してはいけない疾患とよくある疾患

見逃してはいけない疾患
胃・食道静脈瘤破裂、出血性胃・十二指腸潰瘍、食道がん、胃がん、特発性食道破裂

よくある疾患
マロリー・ワイス症候群、急性胃粘膜病変、出血性胃炎・胃潰瘍、鼻出血、咳嗽後の咽頭喉頭からの出血、口腔内出血・歯肉出血

［トリアージと蘇生フェーズ：二次評価］

問4 二次評価では仮説形成をした上で情報収集します。仮説形成後は患者情報から仮説を検証し、疾患を予測してください。その上で一次評価を統合させ、改めて緊急度を判断して看護実践を行うための根拠を提示してください。

【仮説形成】

　一次評価でショック状態であり、循環不全状態であることがわかります。吐血において見逃してはいけない疾患は、**表1**の通りで、鑑別として挙げる症状として喀血を加えて仮説形成を行いました。いずれの疾患についてもショック状態に陥る可能性のある疾患です。

患者受け入れ時の状況（二次評価：問診）

【**主訴**】吐血

【**現病歴**】午後11時30分頃、仕事中に吐血。その後も3回の吐血あり。数日前から黒色便があり、日中には暗赤色便もあった。

【**自覚症状**】上腹部痛（＋）、嘔気（＋）、冷汗（＋）、胸部痛（－）、背部痛（－）

【**既往歴**】心房細動【**内服薬**】ワーファリン 3.5mg/day

【**生活歴**】喫煙：20本/day（20歳～）、飲酒：1合/day、ADL：自立

【**最終飲食時間**】午後8時、食事と腹痛との関連はない

【**その他**】最近は仕事上のストレスが強かった

患者受け入れ時の状況（二次評価：身体所見）

【**顔面**】顔面蒼白（＋）、眼瞼結膜の蒼白（＋）、眼瞼結膜の黄疸（－）

【**頸部**】頸静脈怒張（－）、呼吸補助筋の使用（－）

【**胸部**】胸郭運動の左右差（－）、呼吸音の左右差（－）、副雑音（－）、胸郭動揺や圧痛（－）、皮下気腫（－）、鼓音・濁音（－）、女性化乳房（－）

【**腹部**】筋性防御（－）、反跳痛（－）、くも状血管腫（－）、腹部膨満（－）

【**下肢**】浮腫（－）

【仮説検証】

〈既往歴から検証〉

　がん、肝疾患の既往がないことから、静脈瘤破裂や悪性腫瘍による出血の可能性は低いと考えます。

〈現病歴、随伴症状から検証〉

- **胃・食道静脈瘤破裂**：胃・食道静脈瘤は無痛性の吐血として急性発症します。患者は上腹部痛を認めていることから、可能性としては低いと考えます。

- **出血性胃・十二指腸潰瘍**：消化性潰瘍では胃・十二指腸の消化管に障害・損傷を生じるため痛みなどを伴います。患者の症状として上腹部痛があり、潰瘍である可能性は考えられます。また食事との関連が強く、特に十二指腸潰瘍であれば空腹時や夜間に心窩部痛や背部痛を生じ、食事摂取によって軽快することもあります。しかし、食事と腹痛は関連しておらず、胃潰瘍である可能性を考えます。

- **食道がん**：食道がんは、初期には自覚症状がないことがほとんどです。進行するにつれて、飲食時の胸部不快感や、前胸部痛、背部痛などの症状が出てきますが、胸部の症状はないことから、食道がんである可能性は低いと考えます。ただし、かなり進行しても症状がない場合もあります。

- **胃がん**：胃がんは初期の段階では自覚症状がないことがほとんどです。代表的な症状としては心窩部痛・嘔気・食欲不振などがあり、出血を伴う場合もありますが、進行しても症状を伴わない場合もあります。しかし体重減少がないことや心窩部の腫瘤などを触知できなかったことから可能性は低いと考えます。

- **特発性食道破裂**：嘔吐による刺激で食道が破裂することで発症します。しかし、初回の嘔吐から吐血であるという情報から可能性は低いと考えます。

- **喀血**：気道が刺激されることで激しい咳嗽を伴うことがあります。また咳嗽とともに泡沫状の血液が喀出されます。そのような症状がないことや、患者が「血を吐いた」という情報からも可能性はかなり低いと考えます。

〈身体所見から検証〉

- **胃・食道静脈瘤破裂**：典型的には静脈瘤は重大な肝疾患（主には肝硬変）と関連しています。肝硬変を疑う所見として、黄疸、腹水、くも状血管腫、手掌紅斑、女性化乳房、下肢の浮腫などが挙がりますが、それらの所見は認めないため、可能性は低いと考えます。

- **特発性食道破裂**：皮下気腫を認めないことから可能性は低いと考えます。

- **喀血**：呼吸数30回/minの頻呼吸は認めますが、SpO_2 98％（10L/minリザーバーマスク）であり、低酸素血症は認めません。また複雑音を聴取しないことから、喀血である可能性は低いと考えます。

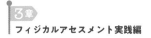

〈疾患リスク因子〉

- **胃潰瘍、十二指腸潰瘍**：若年や青年では十二指腸潰瘍が多く、高齢になるに従って胃潰瘍が多くなると言われています。本症例は胃潰瘍である可能性を考えます。

【緊急度の判断と看護実践の根拠】

　検証の結果、腹痛があり、既往歴にがんや肝疾患がなく、腹痛と食事に関連性もなく、高齢者であるという点で、胃潰瘍による出血を疑います。いずれにしても、黒色便（タール便）もあり上部消化管出血であることが考えられます。来院前に3回吐血していることや、現在も嘔気が続いていること、便が暗赤色であったことから、出血量が一気に増加していると考えます。さらにワーファリンの内服中であることから今後も出血は持続するものと考えます。

　頻呼吸や冷汗、顔面蒼白などショックの徴候を認めていることから、吐血による循環血液量減少により出血性ショックをきたしている状態です。さらに、脈拍140回/min、血圧80/60mmHgであり血圧が低下していることからも緊急性は非常に高い状態です。

　医師に上部消化管出血を疑い、出血性ショックであることを伝えます。救急処置の準備としては、静脈路確保による細胞外液の投与（輸血も含む）、緊急内視鏡止血術の準備が必要になってきます。出血源がはっきりしない場合にはCT検査、止血が困難な場合、もしくは穿孔している場合などは、IVRや緊急手術となる可能性もあります。腹部の所見から、筋性防御や反跳痛などの腹膜刺激症状を認めないことから穿孔の可能性は低く、緊急手術の可能性は低いと考えます。

　現時点では呼吸状態の増悪はみられてはいませんが、多量の吐血、かつショックの進行による意識レベルの低下などで誤嚥する可能性も考えられます。またショックの進行により呼吸状態を維持できなくなる可能性も考慮し、気管挿管の準備も念頭に置いておきます。

【看護実践】

　場の調整：医師に再度報告、救急病棟への応援要請の調整

　救急処置の準備、実施：吸引、末梢静脈路確保、輸血検査部との連絡・調整、気管挿管の準備

　その他：吐血時の体位調整

吐血の臨床推論のポイント

　仮説形成から情報収集や仮説検証を行う上で、見逃してはいけない疾患の特徴を理解しておくことが重要です。特に問診を行うときはOPQRSTに沿ってそれぞれの疾患の特徴を理解しておくことで問診をとることができますし、仮説検証に役立てることができます（**表2**）。

⑪吐血

表2 吐血の見逃してはいけない疾患の特徴

	静脈瘤破裂	消化性潰瘍	胃がん・食道がん
O	急性発症	急性発症	吐血としては急性発症、疾患としては年単位
P	—	**十二指腸潰瘍**：空腹時や夜間に心窩部痛や背部痛を生じる。食事摂取によって軽快する。	—
Q	静脈瘤だけでは痛みは生じない	潰瘍であれば軽度〜強度の痛み。穿孔すると強い持続性の痛み。	—
R	—	胃潰瘍であれば上腹部痛、十二指腸潰瘍であれば背部痛となることもある。	前胸部痛、背部痛、上腹部痛
S	肝硬変の症状	黒色便、出血量が多い場合には暗赤色便	—
T	—	—	—
リスク因子	肝疾患の既往、飲酒	NSAIDsの服用歴、ストレス、抗凝固薬・抗血小板薬の服用、過去の消化管出血の有無	がんの既往、ピロリ菌感染、喫煙、飲酒

［検査の選択フェーズ］

問5 二次評価の仮説検証後の検査の選択とその根拠、検査の目的について述べてください。

【仮説検証の結果】

　仮説形成として、胃・食道静脈瘤破裂、出血性胃・十二指腸潰瘍、食道がん・胃がん、特発性食道破裂を挙げ、また、喀血についても検証しました。検証の結果、胃潰瘍を疑いますが、身体所見だけでは確定できません。

【検査の目的と検査の所見】

　確定診断としては、消化管内視鏡検査が必要となります。また、消化管穿孔や出血源の確認のためのCT検査の準備を行います。肝疾患のルールアウトや造影CTのことを考え、腎機能、そして凝固機能、輸血に関連して血液型、クロスマッチなどを含め血液検査を実施します。酸素化や貧血、酸塩基評価を目的に動脈血採血の準備を行います。

【看護実践】

　検査の準備：静脈血採血、動脈血液ガス分析、胸・腹部X線、腹部CT

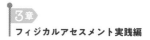

検査結果

【動脈血液ガス】 pH 7.39、PaO$_2$ 360mmHg、PaCO$_2$ 35mmHg、HCO$_3^-$ 22 mmol/L、BE － 2.2 mmol/L、Hb 8.8g/dL、Na 144 mmol/L、K 4.1 mmol/L、BS 137mg/dL、Lac 20mg/dL

【血液検査】 Plt 21.0 × 10^4/μL、BUN 37.3mg/dL、Cre 1.7mg/dL、AST 21U/L、ALT 10U/L、PT-INR 2.98、eGFR 30mL/min/1.73m^2

［看護問題と看護実践フェーズ］

問6 検査結果から仮説検証を行い、医師と検査結果、診断を共有してください。

　PT-INR 2.98 と易出血状態であり、さらにヘモグロビン値が低いことからも出血をきたしていることが考えられます。数日前から黒色便があることや、ヘモグロビンは出血初期から低下することがないことを考慮すると、数日前からの出血があったことが予測されます。来院後の治療（輸液）によって、ヘモグロビン値はさらに低下することが考えられます。肝機能結果からは異常を呈している状態ではないと考えられ、肝硬変による静脈瘤からの出血の可能性は低く、医師と検査結果を共有します。

医学診断

【診断】 胃潰瘍からの出血
【治療】 緊急内視鏡による高張ナトリウムエピネフリン液（HSE）局注療法

問7 医学診断後の病態アセスメント、一次評価、二次評価を統合して看護問題を特定してください。その上で看護計画を立案し、その根拠を提示してください。

【看護診断：循環血液量減少によるショックリスク状態】

　患者は午後11時30分頃、仕事中に吐血しました。最近、仕事上のストレスがあるという訴えから、胃潰瘍形成の病態から胃潰瘍を発症したと考えます。また、既往歴に心房細動があり、それに対してワーファリンの内服をしています。初回の吐血から、その後も3回、来院後にも膿盆1杯の吐血と暗赤色便を繰り返していることからも循環血液量が減少している状態です。交感神経が刺激されカテコラミンが分泌されレニン・アンジオテンシン・アルドステロン（RAA）系が反応して循環調節機構が働き、ショック症状を呈しています。看護診断はショックリスク状態を挙げます。

【看護実践の提案】

　循環血液量減少性ショックに対して一次評価、二次評価の観察を継続的に行い、モニタリングをしておく必要があります。さらに循環血液量減少への対応として、輸液療法を開始します。同時にプロトンポンプ阻害薬が投与できるよう薬剤の準備もします。

⑪
吐
血

輸血療法が早急にできるよう輸血検査室にも事前に連絡を取っておきます。出血量の想定はショック指数を参考に考えます。出血量を輸液（細胞外液）だけで補充しようと考えると、出血量の4倍量を投与することが必要になり、7,000mLの輸液が必要になります。しかし、大量の輸液は血液が希釈され、さらなる出血を助長させることにつながります。搬入時のバイタルサインからも早急に輸血が必要であることが想定され、早期から検査部との連絡をとっておくことが大切です。ショック状態が続いている場合には、気管挿管が必要となるため準備をしておきます。ショックへの対応と同時に根本治療（止血）ができるよう準備を進める必要があります。

> ### ショック指数について
> 　ショック指数とは、循環血液量減少性ショックの初期評価に用いる指標です。脈拍数÷収縮期血圧の計算式から推定出血量が算出できます。本症例では、脈拍数（140）÷収縮期血圧（80）＝1.75となり、およそ1,750mLの出血をしていると想定できます。

看護計画

看護問題（診断）：ショックリスク状態
看護目標：ショックから離脱できる。止血が得られる

O-P	・**一次評価**：ショック症状（意識レベル、呼吸状態、皮膚所見） ・**二次評価**：腹部症状 ・バイタルサイン／モニタリング ・**検査データ**；血液型、凝固機能、肝機能、腎機能、血液ガス ・出血量
C-P	・**酸素療法**：酸素投与、気管挿管 ・**薬剤療法の準備**：輸液、輸血、PPI ・**体位調整**：ショック体位、吐血時の体位 ・緊急内視鏡止血術の準備
E-P	・処置やケアの目的などについて説明する ・嘔吐（吐血）時には事前に報告できるよう説明する

問8　関連図を提示してください（次ページ）。

継続観察

【一次評価】気道開通（＋）、頻呼吸（＋）、冷汗（＋）、冷感（＋）、顔面蒼白（＋）、GCS 15点（E4V5M6）、外傷（－）、体温異常（－）
【バイタルサイン】呼吸数24回/min、SpO$_2$ 100%（4L/min リザーバーマスク）、脈拍120回/min、血圧90/62mmHg、瞳孔3.0mm（R=L）、対光反射迅速、体温36.2℃
【二次評価】吐血（＋）、呼吸副雑音（－）

問9　最後に、これまでの看護実践の評価と継続的な観察を行い、再度、緊急度の判断と継続的な看護実践を提案してください。

関連図

看護（患者）目標

ショックから離脱できる。止血が得られる

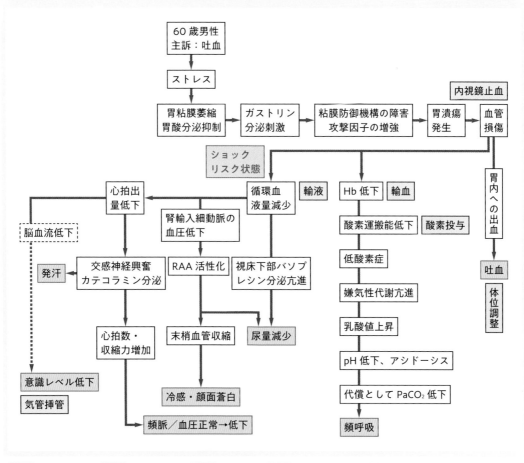

看護計画 O-P　　看護計画 C-P　　看護診断　　身体反応・症状　　潜在的な身体反応・症状

⑪吐血

【呼吸のフィジカルアセスメント】

バイタルサインや血液ガス分析から、酸素化には問題がないと考えます。

【循環フィジカルアセスメント】

呼吸数の減少は、輸液により循環血液量が増加し、嫌気性代謝への代償反応が落ち着いてきているためと考えます。しかし、まだ呼吸数 24 回 /min と頻呼吸であること、冷汗、冷感、顔面蒼白を認めていることや、ショック指数は 1.3 と低下は認めているもののまだ高く、ショック状態が継続しています。さらに、輸液による血液希釈からヘモグロビン値の低下が生じ嫌気性代謝が亢進する

ことや、低酸素症が続くことも考えられることから、酸素投与の継続は必要であると考えます。

【緊急度の判断と看護実践の根拠】

　ショック状態が継続しています。吐血も続いているため、止血できておらず、さらに出血する可能性が高いことから、緊急性は非常に高いです。引き続き、バイタルサインの安定化への対応や、止血術が早急に施行できるよう救急処置の準備を確認しておきます。

【看護実践】

場の調整：医師に緊急内視鏡室への搬送確認、輸血のために検査部との連絡・調整

救急処置の準備：酸素流量の調節、気管挿管、輸液管理

引用・参考文献
1) 増山純二編著. 看護師の判断が患者を救う！！急性症状・外傷の初期対応. 東京, メヂカルフレンド社, 2019, 86-93.
2) 西塔依久美. どう見る！どう動く！場面別急変対応マニュアル. 佐藤憲明編. 東京, 照林社, 2010, 112-9.
3) 林寛之編著. 臨床推論の1st step！Dr.林のワクワク救急トリアージ. 大阪, メディカ出版, 2014, 146-52.
4) 日本救急医学会監修. 改訂第5版 救急診療指針. 東京, へるす出版, 2018, 315-7.

（大村正行）

片麻痺

患者受け入れ前の状況

【救急外来の体制】ベッド③で自動車の自損事故で大腿部の疼痛を訴える患者を 10 分前に受け入れ、全身 CT 検査を行う予定で、外科医師、看護師 1 人で対応中。観察室では胸部絞扼感で来院した患者が経過観察中で、1 時間後に再提出した血液検査を確認する予定である。

【救急隊情報】68 歳男性。午後 7 時頃、食事中に箸を落とすことが数回あったが、様子をみていた。徐々に右上下肢に力が入りにくくなり、立ち上がることが困難となったため救急車要請。

【受け入れ準備】医師と情報を共有し、内科医師と看護師 1 人で対応する。片麻痺の情報からベッド②で受け入れ準備を始めた。

患者受け入れ時の状況（一次評価）

【一次評価】気道開通（＋）、頻呼吸（－）、呼吸補助筋の使用（－）、頸静脈怒張（－）、冷汗（－）、冷感（－）、顔面蒼白（－）、GCS 14 点（E3V5M6）、麻痺（＋）、外傷（－）、低体温（－）、高体温（－）

【バイタルサイン】血圧 170/74mmHg（R＝L）、心拍数 96 回 /min、SpO₂ 97%（room air）、呼吸数 18 回 /min、体温 36.5℃

［トリアージと蘇生フェーズ：一次評価］

問1 一次評価の所見と異常症候を挙げてください。

　一次評価では麻痺の出現がみられています。バイタルサインは、心拍数 96 回 /min と頻脈があり、普段の血圧は不明ですが血圧 170/74mmHg と高値を認めます。

問2 異常症候を分析し、緊急度の判断と場の調整、救急処置の看護実践について提案してください。

【呼吸のフィジカルアセスメント】

　SpO₂ 97%（room air）を動脈血酸素分圧に換算すると PaO₂ 90mmHg であり、頻呼吸や呼吸補助筋の使用も認めていないことから、十分な酸素化が維持できている状況です。

【循環のフィジカルアセスメント】

〈循環の異常〉 血圧 170/74mmHg、心拍数 96 回 /min

　慢性期の高血圧であれば、動脈硬化が進むにつれ血管内腔が狭くなることで末梢血管抵抗が増大

し、拡張期血圧が徐々に上昇してきます。慢性期の場合には脈圧は大きくならないとされていますが、本症例の脈圧は 96 であり、慢性期の高血圧の影響のみであるとは断定できない状態です。大脈圧を伴う血圧上昇（大脈圧≧収縮期血圧／2）がある場合には、何らかのストレスが加わったことにより、交感神経が興奮してカテコラミンが分泌され、末梢血管が収縮したり心収縮力が増大し、心拍数と心拍出量が増加します。

　加えて、脳には脳血流自動調節能があり、脳灌流圧が 60〜150mmHg の間は、脳血流を一定に保とうとする働きがありますが、脳血管障害などにより脳に何らかの損傷を受けた場合には頭蓋内圧の亢進とともに血流が悪くなり脳虚血状態となるため、脳血流を確保するために、交感神経が作用して血圧が上昇していることが考えられます。

【脳神経のフィジカルアセスメント】

〈脳神経の異常〉片麻痺

　現在、呼名にて開眼し、見当識は保たれている状態なので切迫する意識状態ではないと考えられます。

　身体を動かす場合、大脳皮質の運動野が指令を出し、内包、橋を通って延髄で錐体交叉し、反対側の脊髄または脳神経核を介して四肢や体幹の運動器に刺激が運ばれますが、大脳皮質からの指令が筋に伝わる過程が障害され、随意運動が正常にできなくなると運動麻痺が出現します。現在、片麻痺の出現を認めており、身体を動かすための一連の過程のどこかに障害が生じている状態であると考えられます。

【緊急度の判断と看護実践の根拠】

　一次評価において循環、脳神経の観察において異常を示しています。要因は現段階でわかりませんが、片麻痺の出現に加え血圧も上昇していることから頭蓋内圧亢進状態の可能性があり、潜在的に脳ヘルニア状態に陥る可能性も考えられます。そのため、機能予後と生命予後から考えて、緊急度が高い状態です。緊急度の高いベッドを準備し、医師と情報共有を行います。循環動態の変動や意識レベル、片麻痺の程度の評価、モニタリング、末梢静脈路確保を行います。

【看護実践】

場の調整：ベッド②を準備、医師・看護師と情報共有

救急処置の準備、実施：末梢静脈路確保、モニタリング

問3　主訴から見逃してはいけない疾患とよくある疾患を挙げてください（表1）。

表1 片麻痺の見逃してはいけない疾患とよくある疾患

見逃してはいけない疾患
低血糖、胸部大動脈解離、脳梗塞・脳出血、頸髄急性硬膜外血腫
よくある疾患
一過性脳虚血発作、Todd 麻痺、心因性の運動障害

［トリアージと蘇生フェーズ：二次評価］

問4 二次評価では仮説形成をした上で情報収集します。仮説形成後は患者情報から仮説を検証し、疾患を予測してください。その上で一次評価を統合させ、改めて緊急度を判断して看護実践を行うための根拠を提示してください。

【仮説形成】

　一次評価で循環と脳神経に異常があります。**表1**に挙げた片麻痺において見逃してはいけない4つの疾患について仮説形成を行います。

患者受け入れ時の状況（二次評価：問診）

【主訴】 片麻痺

【現病歴】 ○月○日午後7時頃、食事中に箸を落とすことが数回あったが、様子をみていた。徐々に右上下肢に力が入りにくくなり、立ち上がることが困難となったため救急車要請。

【自覚症状】 右上下肢の動かしにくさ、嘔気なし、嘔吐なし、頭痛なし

【既往歴】 脂質異常症、糖尿病　**【アレルギー】** なし

【内服】 ロスバスタチン錠 2.5mg 1回/day、ボグリボース 0.2mg 3回/day

【生活歴】 喫煙あり（20本/day）、飲酒あり（焼酎1合/day）、ADL：自立

【最終飲食時間】 午後7時

患者受け入れ時の状況（二次評価：身体所見）

【顔面】 口角下垂（－）、顔面浮腫（－）、眼球結膜蒼白（－）、眼球結膜の黄染（－）、瞳孔 2.5mm（R＝L）、対光反射（＋）、正中位

【頸部】 頸静脈怒張（－）、呼吸補助筋の使用（－）、頸部痛（－）

【胸部】 胸郭の左右差（－）、鼓音・濁音（－）、呼吸音の左右差（－）、副雑音（－）、胸痛・背部痛（－）

【心音】 心雑音（－）、Ⅲ音（－）

【上肢】 バレー徴候：右（＋）、左（－）、MMT：右（2）、左（5）

【下肢】 バビンスキー反射：右（＋）、左（－）、MMT：右（3）、左（5）

【血糖測定】 血糖 126mg/dL

⑫片麻痺

【仮説検証】

〈発症形態と臨時の検査の判断〉

　今回は突然発症の現病歴であり、仮説形成を行う4つの疾患のすべてが突然発症で引き起こされるものです。既往歴に糖尿病があり血糖降下薬を内服していることから、低血糖を疑い、血糖測定を行いました。

〈身体所見、随伴症状からの検証〉

- **低血糖**：低血糖による神経障害では、大脳皮質全体の障害により意識障害が生じますが、現在意識状態は保たれており、冷汗はみられません。食事中の発症であり低血糖の可能性は低く、実際に血糖値は126 mg/dLであり、低血糖は否定できます。
- **胸部大動脈解離**：引き裂かれたような痛み、胸痛や背部痛の訴えはなく、心雑音もありません。また、頸静脈怒張もなく、血圧の左右差など心タンポナーデの所見もなく否定的です。
- **脳梗塞・脳出血**：右上下肢の麻痺があり、深部腱反射も右上下肢で亢進、バビンスキー反射も右で陽性であるため、何らかの原因で錐体路障害が起きている可能性が考えられます。そのため、可能性は高いと考えます。
- **頸髄急性硬膜外血腫**：頸部痛の訴えはありませんので、可能性は低いと考えられます。

〈既往歴からの検証〉

- **脳梗塞・脳出血**：既往歴に糖尿病、脂質異常症があることに加え、喫煙者でもあることから、動脈硬化による脳動脈の狭窄や閉塞、血管の破綻リスクが高いことが考えられます。

【緊急度の判断と看護実践の根拠】

　検証の結果、深部腱反射も右上下肢で亢進、バビンスキー反射も右で陽性であるため、錐体路障害が起きている可能性があり、脳梗塞・脳出血を疑います。現段階では、意識レベル、瞳孔所見についての異常はありませんが、患者の状態が急変し、脳ヘルニア状態に陥る可能もあるため、生命予後、機能予後を含め緊急度が高い状態が考えられます。医師へ脳卒中の可能性が高いことを報告し、モニタリングの継続、頭蓋内圧亢進症状、神経学的所見について継続的に観察を行います。

　脳梗塞・脳出血の可能性が高いことについて、看護師間で情報を共有し、CTやMRI検査の調整を行っていく必要があります。

【看護実践】

場の調整：医師にコール（脳梗塞・脳出血による右上下肢の麻痺の可能性があることを報告）
救急処置の準備、実施：モニタリング、頭蓋内圧亢進症状・神経学的所見の変化の観察を継続
その他：血液検査の実施、CT・MRI検査の調整

運動麻痺は、麻痺の部位や種類によって病変部位を推測することができます。そのため、麻痺の部位と原因を把握しておくと、原因検索の検査を予測することができ、早期治療介入へとつなげることが可能となります（**表2、3**）。

表2 中枢性麻痺と末梢性麻痺の違い（文献1より改変）

	麻痺	腱反射	筋萎縮	病的反射
中枢性麻痺（上位運動ニューロンの障害）	痙性（ときに弛緩性のことあり）	亢進	なし	あり
末梢性麻痺（脊髄前角細胞以下の障害）	弛緩性	減弱または消失	著明	なし

表3 麻痺の部位と原因（文献1より改変）

	麻痺の部位	原因
単麻痺	一肢のみの麻痺	・大脳皮質運動領域の障害（筋萎縮のないもの） ・脊髄前角や末梢神経の損傷（筋萎縮のあるもの）
片麻痺	片側上下肢の麻痺 ※脳幹部の障害では反対側の顔面麻痺	・内包付近の障害が多い（脳血管障害など） ・内包付近の障害では反対側の顔面と上下肢に麻痺が生じる ・ほかに大脳皮質・脳幹・脊髄の障害でも起こる
対麻痺	両下肢の麻痺	・脊髄障害によるものが多い ・痙性麻痺か弛緩麻痺かで障害の部位を考える ・外傷による脊髄の損傷がなく発症が急性であればギランバレー症候群・感染性脊髄炎などが考えられる
四肢麻痺	両側上下肢の麻痺	・大脳・脳幹・脊髄・末梢神経など、どの部位の障害でも起こりうる

仮説形成から情報収集や仮説検証を行う上で、見逃してはいけない疾患の特徴を理解しておくことが重要です。片麻痺の見逃してはいけない疾患を示唆する徴候や症状として、突然発症、冷汗、胸痛、背部痛、頸部痛、頭痛、嘔吐、意識障害、麻痺増悪、痙攣、一過性意識消失といったものが挙げられます。しかしながら、疼痛がはっきりしない場合や意識障害があり、疼痛や症状を訴えられない患者も多くいます。特に注意が必要な疾患として、胸部大動脈解離が原因で総頸動脈の閉塞・狭窄により片麻痺が出現するものと、脳動脈の狭窄・閉塞による脳梗塞による片麻痺では、治療が真逆となってしまうことがあります。そのため、患者の訴えとともに、そのほかの神経学的所見の変化を見逃さないことが必要となります。

⑫
片麻痺

［検査の選択フェーズ］

問5 二次評価の仮説検証後の検査の選択とその根拠、検査の目的について述べてください。

【仮説検証の結果】

　片麻痺において見逃してはいけない疾患として、低血糖、胸部大動脈解離、脳梗塞・脳出血、頸髄急性硬膜外血腫の4つを挙げました。検証した結果、脳梗塞・脳出血を強く疑います。脳梗塞・脳出血の確定診断、また、大動脈解離、頸髄急性硬膜外血腫についても確実にルールアウトする目的で検査の準備を行います。

【検査の目的と検査の所見】

　胸部大動脈解離の確認として、心エコー検査では右室負荷、大動脈の拡張、フラップの所見、胸部X線では心拡大や縦隔拡大の確認を目的に準備します。脳梗塞の確認として、頸部エコー検査で頸動脈の血流を確認し、また、12誘導心電図で脳梗塞の原因となるような不整脈の有無の確認を行います。静脈血採血については、血液凝固能（PT-INR、APTT、Dダイマー）、腎機能などの確認のため準備を行います。

　バイタルサインが安定していれば、頭蓋内や頸部の評価を行うためにCT検査の準備を行います。CT検査で脳出血の所見がなかった場合には、急性期の脳梗塞が考えられるため病変の部位や閉塞血管の特定を目的としてMRIを準備します。

> **【看護実践】**
>
> **検査の準備**：静脈血採血、エコー検査、胸部X線、12誘導心電図、CT室・MRI室の調整・移動準備

> **検査結果**
>
> **【12誘導心電図】** 洞調律、心電図変化なし
> **【心エコー】** 下壁運動異常（−）、弁膜症（−）、右室負荷（−）、フラップ（−）
> **【頸部エコー】** 左内頸動脈で血流低下部位あり
> **【胸部X線】** 気胸（−）、縦隔拡大（−）
> **【血液検査】** 血糖126mg/dL、PT-INR 0.75、APTT 27.1秒、Dダイマー 0.5μg/mL、BUN 15.7mg/dL、Cr 0.96mg/dL
> **【CT検査】** 脳梗塞や脳内出血、くも膜下出血の所見は認めない。頸部も血腫の所見なし。
> **【MRI検査】** 拡散強調画像で左大脳動脈領域に高信号域を認め、脳梗塞の診断。

［看護問題と看護実践フェーズ］

問6 検査結果から仮説検証を行い、医師と検査結果、診断を共有してください。

　心エコーでフラップや縦隔拡大は認めず、血液検査でもDダイマー0.5μg/mLであったため、大動脈解離の可能性は低いと考えます。12誘導心電図では脳梗塞の原因となるような不整脈は認めませんでした。また、頭部CTで右片麻痺を説明できるような所見も認めませんでした。しかし、脳出血は発症直後から頭部CTに異常がみられますが、脳梗塞では発症から6～12時間経たないとCTで明らかな低吸収域はみられません。頸部エコーでは左内頸動脈に狭窄部位を認めており、脳梗塞の超急性期の可能性があることが考えられます。また、MRI検査では拡散強調画像で左大脳動脈領域に高信号域を認めたため、脳梗塞の確定診断となり、医師と治療方針を共有していきます。

医学診断

【診断】 超急性期脳梗塞

【治療】 脳保護療法、rt-PAによる血栓溶解療法、血管内治療（機械的血栓回収療法）

問7 医学診断後の病態アセスメント、一次評価、二次評価を統合して看護問題を特定してください。その上で看護計画を立案し、その根拠を提示してください。

【看護診断：非効果的脳組織灌流リスク状態】

　本症例では午後7時頃、食事中に右上肢の力の入りにくさを自覚し、その後右上下肢の麻痺が出現しました。既往歴に糖尿病、脂質異常症があるため動脈硬化が進行し、不安定プラークを形成し、その後破綻して血栓が形成され、頭蓋内・外の主幹動脈が閉塞されることにより脳梗塞を発症したと考えられます。脳梗塞に伴う脳支配領域の脳組織の血流不足により脳組織が壊死し、脳機能が低下して片麻痺が生じている状態です。また、虚血による脳細胞の障害が起こり、脳血管透過性が亢進することによって、脳組織が浮腫を起こします。これにより、頭蓋内圧が亢進して脳自動調節機能が低下してしまい、脳血流は血圧依存性に変化してしまうことになります。

　加えて、頸部エコーで左内頸動脈に狭窄部位を認めており、再び不安定プラークを形成して新たな部位で血栓が形成される可能性があります。また、血栓溶解療法などの治療を行うことで、血行再開により生命および機能的予後の改善を図ることが可能ですが、脳血管が詰まったことでその先の血管が脆弱化しているため、治療によって血行が再開すると血流に耐え切れずに血管の壁が破れて出血を起こす可能性があります。以上より、看護診断は非効果的脳組織灌流リスク状態を挙げます。

　また、本症例は突然の発症で右上下肢に麻痺が出現している状態です。次々に行われていく検査や治療内容の説明に加え、右上下肢の麻痺が残ったままの状態で生活を送ることになるのではない

⑫片麻痺

かという不安を抱えていることが考えられます。そのため、患者の不安への配慮も必要です。

【看護実践の提案】

　看護実践は、バイタルサインや神経学的所見の観察の評価を繰り返し行い、その経時的変化をモニタリングしておく必要があります。検査中に血流の低下や病巣の拡大などによって症状が進行する可能性があります。また、血栓溶解療法は、早期に治療を開始することでさらなる機能的予後の改善へとつながるとされており、血栓溶解療法や血管内治療が速やかに行えるように準備を進めていきます。そのため、治療の適応について医師と情報を共有する必要があります。また、頭蓋内圧が亢進し、脳自動調節機能が低下する可能性も考えられるため、血圧のコントロールや脳保護療法に必要な薬剤の準備を行います。加えて、静脈灌流を妨げないような安楽な体位の調整などを行っていきます。

看護計画

看護問題（診断）：非効果的脳組織灌流リスク状態
看護目標：脳血流を保ち、早期に治療が開始できる

O-P	・意識レベル評価：GCS ・NIHSS 評価 ・瞳孔：大きさ、対光反射、眼球偏位 ・バイタルサインモニタリング（脈拍・血圧変動） ・頭痛、嘔気、嘔吐の有無 ・検査データ：画像検査（CT、MRI）、血液検査
C-P	・安楽な体位（静脈灌流を妨げないよう頭部挙上 30 度） 　（頸部の過屈曲・過伸展の予防） ・血圧コントロール（収縮期血圧が 185mmHg、拡張期血圧が 110mmHg 以上の場合は、降圧療法を開始し、血圧をモニタリングする） ・酸素投与と酸素化の評価（低酸素の予防、$PaCO_2$ 貯留の有無） ・指示された薬剤の確実な投与（脳保護療法、血栓溶解療法） ・検査・処置の準備（CT・MRI、手術室・血管造影室） ・膀胱留置カテーテルを挿入する場合は、尿道損傷に注意して尿の性状を確認する。
E-P	・安静の必要について説明 ・検査や処置、ケアの前には目的を説明 ・症状増悪時にはすぐに知らせるように説明

問8 関連図を提示してください。

関連図

看護（患者）目標

脳血流を保ち、早期に治療が開始できる

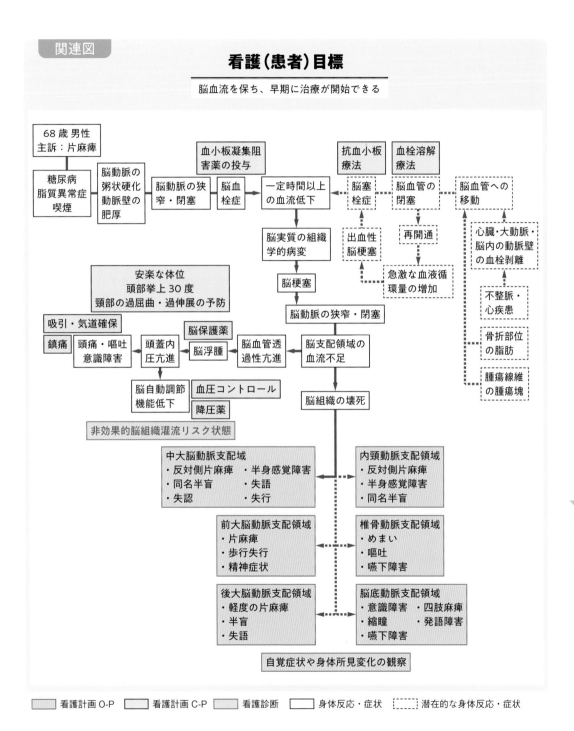

看護計画 O-P 　看護計画 C-P 　看護診断 　身体反応・症状 　潜在的な身体反応・症状

⑫片麻痺

【一次評価】気道開通（＋）、頻呼吸（－）、呼吸補助筋の使用（－）、頸静脈怒張（－）、冷汗（－）、冷感（－）、顔面蒼白（－）、GCS 14 点（E3V5M6）、麻痺（＋）、外傷（－）、低体温（－）、高体温（－）

【バイタルサイン】血圧 140/74mmHg（R＝L）、心拍数 86 回 /min、SpO₂ 97%（room air）、呼吸数 18 回 /min、体温 36.5℃

【二次評価】瞳孔 2.5mm（R＝L）、対光反射あり、正中位
〈上肢〉バレー徴候：右（＋）、左（－）、MMT：右（2）、左（5）
〈下肢〉バビンスキー反射：右（＋）、左（－）、MMT：右（3）、左（5）

問9 最後に、これまでの看護実践の評価と継続的な観察を行い、再度、緊急度の判断と継続的な看護実践を提案してください。

呼吸状態は落ち着いており、酸素投与なしでも酸素化は維持できている状態です。安静管理により脈拍と血圧は改善しており、頭蓋内圧亢進症状の出現は認めていません。そのため、呼吸・循環については安定しています。右上下肢の麻痺は持続していますが、MMT の悪化は認めず、神経学的所見の増悪もないため、梗塞巣の急激な拡大の可能性は低いと考えます。しかし、早期の血流再開が機能的予後の改善につながるため、緊急度は高い状態のままであると考えます。

【看護実践】

場の調整：医師に血栓溶解療法開始のタイミングを確認、MRI 検査の準備状況を放射線技師に確認

緊急処置の準備、確認：吸引、酸素投与、気管挿管、降圧薬、脳保護薬の準備

引用・参考文献

1) 下河辺政子. 先輩ナースが伝授 みえる身につく好きになるアセスメントの「ミカタ」：臨床判断能力をアップするデータ＆症状「こう考える」速習ポイント33！. 濱本美也ほか編. 大阪, メディカ出版, 2010, 124.
2) 河野寛幸. ERで役立つ救急症候学─病態のメカニズムと初期治療. 東京, シービーアール, 2012, 262p.
3) 岡野雄一ほか. 急性期脳卒中疑いで救命センターを受診した stroke mimics 症例の臨床的特徴. 日本救急医学会雑誌. 28 (5), 2017, 190-9.

（今泉香織）

腰背部痛

患者受け入れ前の状況

【救急外来の体制】 夜勤。外傷患者の処置を外科医師 1 名と看護師 1 名で対応している。内科医師は病棟患者に対応中であり、看護師 1 名はウォークイン患者のトリアージを実施している。

【救急隊情報】 53 歳男性。昨日の午後 9 時頃から急に左腰背部の激痛を自覚した。様子をみていたが、悪心もあり激痛が持続するため午前 2 時に救急要請。

【受け入れ準備】 外科医師は対応不可。病棟患者対応中の内科医師へ連絡。急患受け入れ後に報告するように指示を受ける。ベッド②は外傷処置で使用中。腰背部痛が持続しているという情報を得たため、ベッド③での受け入れ準備を始めた。

患者受け入れ時の状況（一次評価）

【一次評価】 気道開通（＋）、頻呼吸（－）、呼吸補助筋の使用（－）、頸動脈怒張（－）、末梢冷汗（－）、皮膚湿潤（－）、撓骨動脈触知（＋）、頻脈（＋）、GCS 15 点（E4V5M6）、四肢麻痺（－）、外傷（－）、高体温（±）、苦悶様表情があり、疼痛でじっとしていられない様子。悪心は消失している。

【バイタルサイン】 血圧 156/87mmHg（R ＝ L）、心拍数 92 回 /min（整）、SpO$_2$ 98%（room air）、呼吸数 18 回 /min、体温 37.4℃

［トリアージと蘇生フェーズ：一次評価］

問1 一次評価の所見と異常症候を挙げてください。

一次評価では、気道、呼吸、脳神経の生理学的徴候において、緊急度の高い異常所見はありません。循環では、軽度の血圧・脈拍上昇を認めます。体温もやや上昇しており、37.4℃です。

問2 異常症候を分析し、緊急度の判断と場の調整、救急処置の看護実践について提案してください。

【緊急度の判断と看護実践の根拠】

循環の観察において、循環動態が破綻しているといったショック状態の所見はなく、緊急度は高くないと考えます。疼痛は激痛が持続しています。疼痛は交感神経活動を亢進させ、心拍、血圧、呼吸などの生理学的徴候に変化をもたらします。特に、心臓や血管では侵害刺激やストレスにより交感神経系が刺激され、心拍数が増加し、血圧が上昇します。そのため、軽度の頻脈や血圧上昇は疼痛が原因の可能性があります。また今回は微熱がみられるため、何らかの感染症で代謝が亢進し、循環障害が潜在化している可能性も否定できません。よって、現時点で緊急度を確定することはで

きません。継続的なモニタリングを行い、鎮痛薬などの薬剤投与を可能とするために末梢静脈路を確保し、詳細な問診や身体診察によって二次評価を行う必要があると判断しました。

【看護実践】

場の調整：ベッド③のまま、診療・看護を継続する。医師へ一次評価の報告を行う。

救急処置の準備、実施：モニタリングの実施、末梢静脈路確保

問3 主訴から見逃してはいけない疾患とよくある疾患を挙げてください（表1）。

今回、悪心といった症状もありますが、消失しているため、主訴は腰背部痛であると判断します。

表1 腰背部痛で見逃してはいけない疾患とよくある疾患（文献1を参考に作成）

見逃してはいけない疾患	
急性大動脈解離、腹部大動脈瘤破裂、急性膵炎、腎盂腎炎、化膿性脊椎炎、馬尾症候群（腰部脊柱管狭窄、腰椎椎間板ヘルニア、馬尾腫瘍）	
よくある疾患	
心血管系	狭心症
消化器系	消化管潰瘍、消化器癌、胃腸炎、憩室炎、慢性膵炎、急性虫垂炎
呼吸器系	肺炎、肺がん、気胸
血液系	多発性骨髄腫、悪性リンパ種
腎泌尿器系	腎がん、尿路結石、前立腺炎
婦人科系	子宮内膜症
筋骨格系	（いずれも麻痺を伴わない）椎間板ヘルニア、圧迫骨折、脊柱管狭窄症、脊椎すべり症
その他	帯状疱疹

［トリアージと蘇生フェーズ：二次評価］

問4 二次評価では仮説形成をした上で情報収集します。仮説形成後は患者情報から仮説を検証し、疾患を予測してください。その上で一次評価を統合させ、改めて緊急度を判断して看護実践を行うための根拠を提示してください。

【仮説形成】

　ここでは、見逃してはいけない疾患として腰背部痛を主訴とし、重篤な状態に陥る可能性があるものを挙げ、一次評価での発熱と疼痛を考慮して仮説形成していきます。発熱から、腎盂腎炎、急性膵炎、化膿性脊椎炎を挙げます。疼痛では、救急隊情報や問診、一次評価での観察から、激痛で安静時でも軽快しない突然発症から急性期の発症を考慮し、急性大動脈解離、腹部大動脈解離を挙げます。また、急性期の発症では馬尾症候群も考慮する必要があります。馬尾症候群は不可逆的変化をもたらす可能性があり、緊急手術を要するため仮説に挙げて検証します。

患者受け入れ時の状況（二次評価：問診）

【**主訴**】腰背部痛

【**現病歴**】2日前から頻尿で残尿感があり、色が濁っているように感じた。その際は腰に違和感がある程度だったため様子をみていた。昨日午後9時頃、テレビを見ているときに急に差し込むような痛みが左腰背部に出現した。様子をみていたが冷汗を伴うけいれん性の激痛・悪心が出現し、安静時にも軽快せず身の置き所のないような状態のため、午前2時に救急要請した。現在も疼痛が持続しているが、悪心は消失している。

【**随伴症状**】左腰背部痛あり。腹痛なし。疼痛は移動性ではなく限局性。安静時も疼痛あり。冷汗、気分不良は現在消失。悪心はあったが、嘔吐や下痢などの消化器症状はなし。四肢の麻痺やしびれの自覚なし。残尿感はあるが、尿閉や尿・便失禁などの膀胱直腸障害はなし。食欲不振や体重減少なし。

【**既往歴**】痛風、高尿酸血症（40歳〜）

【**アレルギー**】なし

【**内服歴**】ベンズブロマロン1錠（25mg）× 1/day

【**生活歴**】喫煙なし、飲酒なし（痛風後、禁酒）、ADL：自立

【**最終飲酒時間**】午後7時

患者受け入れ時の状況（二次評価：身体所見）

【**顔面（眼）**】顔面浮腫（－）、蒼白（－）

【**頸部**】頸部硬直（－）、頸静脈怒張（－）

【**胸部**】胸郭運動の異常（－）、呼吸音に副雑音（－）、心雑音・心音減弱（－）

【**腹部**】腹部膨隆（－）、腹部の拍動（－）、手術痕（－）、斑状出血：カレン徴候、グレイ・ターナー徴候（－）、腸蠕動音亢進・減弱・雑音（－）、上下腹部痛（－）、圧痛：腹部全体、マクバーニー点、ランツ点（－）、マーフィー徴候（－）、拍動性腫瘤（－）、筋性防御（－）

【**背部**】左CVA（肋骨脊柱角）叩打痛（＋）、脊椎叩打痛（－）、脊椎の変形（－）

【**脳神経**】上肢下肢MMT 5、感覚障害（－）、バレー徴候・ミンガッチーニ徴候（－）、間欠跛行（－）、アキレス腱反射低下・消失（－）

【仮説検証】

〈痛みの発症形態と身体所見から検証〉

- **急性大動脈解離**：突然発症の、引き裂かれたような激しい移動性の疼痛はありません。また、心タンポナーデを示す頸静脈怒張、心音減弱、低血圧などはなく、心雑音、血圧の左右差もないことから疑いにくいと考えます。

- **腹部大動脈瘤破裂**：腹痛はなく、破裂時の突然発症の痛みや血圧低下などのショック症状はありません。しかし、後腹膜に穿破することで一時的に被覆され止血されることがあるため、バイタルサインだけでは否定できません。腹部に拍動性腫瘤がないことは可能性を低くします。

- **急性膵炎**：持続性の疼痛はありますが、急性発症の上腹部痛はなく、腹膜刺激症状やカレン徴候などがないこともあり、可能性は低くなります。

- **腎盂腎炎**：腎盂腎炎では患側に腰背部痛をきたします。尿路結石の疼痛は突然発症の疝痛発作で、

体動や体位には無関係であり、今回の疼痛に当てはまります。また、本例では腎臓の炎症を示唆するCVA叩打痛もあることから、可能性は高いと考えられます。

- **化膿性脊椎炎、馬尾症候群**：腰椎椎間板ヘルニアによる馬尾症候群は急性発症です。しかし体動時に疼痛が増強し、安静時に疼痛が軽減するような筋骨格系の疼痛ではなく、神経脱落症状もみられないことから可能性は低いと考えます。

〈現病歴、リスクファクター（既往歴、内服歴、生活歴）から検証〉

- **急性大動脈解離、腹部大動脈瘤**：喫煙歴、高血圧、糖尿病など血管性のリスク因子はなく、可能性は低いと考えられます。

- **急性膵炎**：嘔気などの消化器症状を伴うことがありますが、現在、飲酒や胆石などのリスク因子はなく、可能性は低いと考えます。

- **腎盂腎炎**：痛風・高尿酸血症の治療薬であるベンズブロマロンは、尿路結石を発症しやすい薬剤です。また腎盂腎炎には、尿路結石が閉塞することによる閉塞性腎盂腎炎がありますが、数日前から頻尿で残尿感があり、濁っているという症状や違和感から、腎盂内で結石が形成されていた可能性が示唆されます。発熱・嘔気などの消化器症状を伴うこともあり、可能性は高いです。

- **化膿性脊椎炎、馬尾症候群**：感染を疑わせるような発熱はありますが、急性腰痛で重篤な脊椎疾患を合併する場合の発症様式は緩徐な疼痛から急性疼痛を伴うものであり、活動により腰部痛を伴います。これらの症状がなく、年齢・既往歴・生活歴からも疑わせるような所見はありません（表2）[2]。

表2 急性腰痛で重篤な脊椎疾患（腫瘍、感染、骨折など）の合併を疑う red flags（危険信号）（腰痛診療ガイドライン 2019）

- ・発症年齢＜20歳または＞55歳
- ・時間や活動性に関係のない腰痛
- ・胸部痛
- ・癌、ステロイド治療、HIV感染の既往
- ・栄養不良
- ・体重減少
- ・広範囲に及ぶ神経症状
- ・構築性脊柱変形
- ・発熱

HIV：human immunodeficiency virus
「日本整形外科学会ほか監修. 腰痛診療ガイドライン 2019 改訂第2版. p23, 2019年, 南江堂」より許諾を得て転載

【緊急度の判断と看護実践の根拠】

　突然発症、体動に関わらない疼痛（疝痛発作）、CVA叩打痛が認められます。検証の結果、リスクファクターから尿路結石が考えられ、発熱を伴っていることから閉塞性腎盂腎炎の可能性があります。閉塞性腎盂腎炎では尿路結石による尿流の停滞により腎盂・尿管の内圧が上昇し、細菌が粘膜を通して血液中に移行します。そのため菌血症・敗血症のリスクがあり、発熱を伴っていること

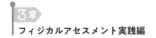

から否定できません。現在、qSOFA は0点であり、敗血症を疑う基準は満たしていませんが、敗血症・ショックに至るリスクがあり、早期に専門医へコンサルトする必要があることを内科医師に伝えます。救急処置の準備としては、敗血症を早期に認知し対処するために、継続的なモニタリングの実施、酸素投与、補液の追加準備を行います。

看護実践

場の調整：医師へコール（閉塞性腎盂腎炎の可能性があることを報告する）

救急処置の準備、実施：酸素投与、補液の追加の準備、モニタリング継続

腰背部痛の臨床推論のポイント

　腰背部痛の緊急度を判定するためには、疼痛の「突然発症」＋「安静で軽快しない」が重要です。腰背部痛の「突然発症」では、血管系の腹部大動脈瘤破裂の「破れる」、急性大動脈解離の「裂ける」、骨盤内臓器由来の尿路結石の「詰まる」があります。さらに「安静でも軽快しない」疼痛の場合は、筋骨格系の疾患ではなく内臓に由来するものである可能性が高まります。ここに、**表2**のようなリスクファクターを加えることで、疾患を焦点化することができます。二次評価では、系統立てた問診を意識することで仮説検証での疾患の判別に役立てることができます。

［検査の選択フェーズ］

問5　二次評価の仮説検証後の検査の選択とその根拠、検査の目的について述べてください。

　仮説検証では、急性膵炎、化膿性脊椎炎、馬尾症候群の可能性は低く、腎盂腎炎を強く疑います。急性大動脈解離、腹部大動脈瘤破裂に関してはリスクファクターから可能性は低いと判断しますが、完全にルールアウトできていません。

【検査の目的と検査の所見】

　腎盂腎炎に関しては確定診断を目的に、急性大動脈解離、腹部大動脈瘤破裂に関しては除外診断を目的に、以下の検査を実施します。

● **エコー検査**

　胸部：大動脈解離によるフラップと心嚢水貯留、大動脈弁の逆流の有無、左胸腔の液体貯留

　腹部：腹部大動脈瘤破裂による瘤の拡張、大動脈周囲の液体貯留の有無

　腎臓：腎盂腎炎による腎の腫大や水腎症の有無、結石・尿管拡張の確認

⑬
腰背部痛

- **X線**

 胸部：大動脈解離における上縦隔陰影の拡大

 KUB（腎臓、尿管、膀胱）：結石の確認
- **静脈血採血**：大動脈解離におけるDダイマーの上昇、腹部大動脈瘤破裂に伴うHb・Htの低下、腎盂腎炎における炎症反応（白血球数、CRP）、腎機能、電解質（Ca、P、尿酸）
- **動脈血液ガス分析**：大動脈解離、腹部大動脈瘤破裂によるアシドーシス、乳酸値の評価
- **尿検査**：腎盂腎炎における尿中白血球数、亜硝酸塩・血尿の有無
- **CT検査**：大動脈解離におけるフラップや石灰化の確認、腹部大動脈破裂における瘤周囲の血腫や出血を示す所見の確認、腎盂腎炎における腎の腫大、腎周囲の脂肪濃度上昇、結石の有無、水腎症の有無

看護実践

検査の準備：エコー、X線、静脈血採血、動脈血液ガス分析、造影CT

検査結果

【エコー検査】フラップ（−）、心囊水貯留（−）、大動脈弁の逆流（−）、液体貯留（−）、大動脈瘤（−）、腎腫大（＋）、水腎症（＋）、結石・尿管拡張（＋）

【X線】上縦拡大（−）、結石（−）

【静脈血採血】WBC $1.1 × 10^4/\mu L$、CRP 9.8mg/dL、BUN 10.2mg/dL、クレアチニン 0.9mg/dL、Hb 14.0g/dL、Ht 50%、Ca 10.3mg/dL、P 3.5mg/dL、尿酸 9.2mg/dL、Dダイマー 0.6μg/mL

【血液動脈ガス分析】PH 7.35、乳酸値 2.4mmol/L

【尿検査】WBC（2＋）、亜硝酸塩（＋）、鮮血（2＋）、細菌（＋）

【CT検査】左上部尿管に結石（＋）、腎腫大（＋）、腎盂・尿管の拡張（＋）、腎周囲の脂肪組織の濃度の上昇（＋）、水腎症（＋）

［看護問題と看護実践フェーズ］

問6 検査結果から仮説検証を行い、医師と検査結果、診断を共有してください。

　検査結果を検証したところ、X線で上縦隔拡大がなく、エコー検査・CT検査でフラップ・心囊水貯留がなく、血液検査でDダイマーの上昇がないことから、急性大動脈解離はルールアウトできると判断します。また、造影CTやエコー検査で大動脈瘤がなく、血液検査で貧血所見であるHb・Htの正常範囲からの逸脱がないことから、腹部大動脈瘤破裂もルールアウトできます。KUBで結石は確認できませんでしたが、エコー検査・造影CTで結石が確認できました。さらに尿検査で鮮血が認められ、尿路結石と判断できます。尿検査で白血球、亜硝酸塩、細菌が認められ、血液検査

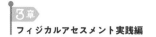

でも炎症反応の上昇を伴っていることから感染症を合併していると考えられます。さらに造影CTから腎腫大、腎周囲の脂肪組織の濃度の上昇、水腎症があることから腎盂腎炎が考えられます。よって、尿路結石による閉塞性腎盂腎炎であることを医師へ確認しました。

医学診断

【診断】 閉塞性腎盂腎炎

【治療】 輸液、抗菌薬・鎮痛薬投与。尿路ドレナージ（尿管ステントまたは経皮的腎瘻造設術）

問7 医学診断後の病態アセスメント、一次評価、二次評価を統合して看護問題を特定してください。その上で看護計画を立案し、その根拠を提示してください。

【看護診断：#1 ショックリスク状態】

既往の痛風・高尿酸血症によりベンズブロマロンを内服しています。2日前までは腰の違和感でしたが、腎盂内で形成された尿酸結石が腎盂から尿管に移動し、尿の滞留による尿路内圧の急激上昇で細菌が腎実質に侵入し、腎盂腎炎に至りました。腎盂腎炎に伴い、腎や腎周囲の炎症を示すCVA叩打痛や腎腫大、腎周囲の脂肪組織の濃度の上昇を示すCT所見、発熱や嘔気などの症状が出現しています。尿路内圧の急激な上昇で細菌が血中に侵入した場合は敗血症をきたし、さらに全身臓器へ影響し、ショックが顕在化することで、悪寒戦慄を伴う高体温や意識レベルの低下、頻脈、血圧低下、呼吸数増加などが観察される可能性があります。そのため看護診断として、♯1ショックリスク状態を挙げます。

【看護診断：#2 急性疼痛】

急性疼痛は、尿管に結石が嵌頓したことによる腎盂内圧の上昇や腎被膜の緊張、プロスタグランジンの合成促進により尿管の平滑筋が痙攣したことが原因と考えられます。現在も限局性の疝痛発作が持続しているため、看護診断としては♯2急性疼痛を挙げます。今回は、♯1にフォーカスして看護実践の提案、看護計画を立案します。

【看護実践の提案】

看護実践では、敗血症およびショックの顕在化を早期認知するため、継続的なモニタリングや観察を実施していきます。原因菌を特定するために、血液培養・尿培養検査を実施し、医師に抗菌薬の準備について確認します。激しい疼痛が持続していますので、鎮静薬の投与を医師に相談し、患者の不安軽減のための声掛けや安静を促すことにより酸素消費量の軽減に努めます。早期に尿管ステントの挿入または腎瘻の形成を実施して尿の停滞を解除しないと敗血症やショックの顕在化が懸念されるため、泌尿器専門医の所在を把握し、治療の場を確保することを内科医師に伝えます。

敗血症が進行した場合は、サイトカインによる末梢血管拡張が起こり、組織低灌流状態となり、頻脈や血圧低下などのショック症状が顕在化します。敗血症では血管透過性が亢進するため、脱水

⑬ 腰背部痛

を評価して輸液量を調整していくことが大事です。よって、敗血症性ショックの緊急処置に対応できる静脈路の追加や昇圧薬の準備も行います。

看護問題（診断）：ショックリスク状態
看護目標：循環・呼吸状態の変調を早期に認知して対処できる

O-P	・**一次評価**：呼吸状態、循環状態、意識レベル、体温 ・**二次評価**：脱水評価（口腔内・腋窩の乾燥、皮膚の乾燥）、CVA 叩打痛、消化器症状（悪心、嘔吐） ・バイタルサイン／モニタリング ・痛みの評価（NRS） ・検査データ（WBC、CRP、乳酸値） ・水分出納バランス
C-P	・培養検査（血液・尿）の準備 ・抗菌薬の準備 ・尿管ステントの準備（泌尿器専門医の所在を把握、治療の場を確保） ・鎮痛・発熱に対する薬剤を準備 ・緊急処置の準備（静脈路の追加、昇圧薬の確認） ・尿バルーンカテーテルの準備 ・床上での安楽な体位・排泄の援助
E-P	・安静の必要性を説明 ・実施する治療、処置の目的の説明 ・疼痛軽減のための方法（薬剤投与、体位など）の説明

問8 関連図を提示してください（次ページ）。

継続観察

【一次評価】気道開通（＋）、頻呼吸（－）、呼吸補助筋の使用（－）、末梢冷汗（－）、末梢は温かい、皮膚湿潤（－）、橈骨動脈触知（＋）、頻脈（＋）、GCS 15 点（E4V5M6）、高体温（＋）、苦悶様表情（＋）、悪寒戦慄（＋）

【バイタルサイン】血圧 95/82mmHg（平均血圧 86mmHg）、心拍数 102 回 /min（整）、SpO$_2$ 94%（room air）、呼吸数 23 回 /min、体温 38.2℃

【二次評価】呼吸音副雑音（－）、脱水所見（－）（口腔内・腋窩の乾燥なし、皮膚乾燥なし）、CVA 叩打痛（＋）、消化器症状（悪心・嘔吐なし）、NRS 10/10 持続

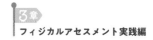

関連図

看護（患者）目標

循環・呼吸状態の変調を早期認知し対処できる

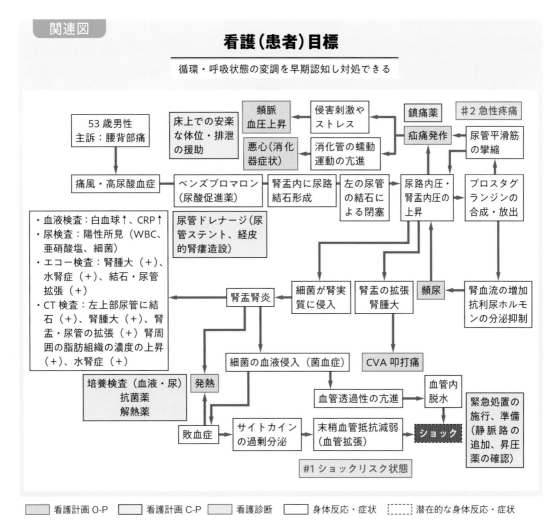

凡例：
- 看護計画 O-P
- 看護計画 C-P
- 看護診断
- 身体反応・症状
- 潜在的な身体反応・症状

問9 最後に、これまでの看護実践の評価と継続的な観察を行い、再度、緊急度の判断と継続的な看護実践を提案してください。

【緊急度の判断と看護実践の根拠】

　継続観察中に悪寒戦慄がみられ、一次評価・バイタルサインで高体温、頻脈、血圧低下、呼吸数上昇がみられます。qSOFA は呼吸・血圧で 2 点であり、敗血症を疑う所見となりました。平均血圧は 86mmHg ですが、ショック状態が顕在化してくる可能性は非常に高く、緊急度は高い状態です。そのため、看護実践として細胞外液の急速輸液を開始しました。1,000mL が経過したところで、脈拍は 90 回 /min 台前半まで減少し、収縮期血圧は 100mmHg となり、平均血圧も 65mmHg で保たれています。呼吸数は 20 回 /min を超えており、SpO₂ は 94％前後であったため、高体温による組織の酸素需要を満たすためにも酸素 2L を開始したところ、呼吸数は 18 回 /min 前後、SpO₂ も 96

⑬腰背部痛

％以上を保つことができています。また、敗血症疑いに対して血液培養検査を提出し抗菌薬投与を開始しました。NRS は 10 であるため、疝痛発作に関して鎮痛薬を投与したところ、NRS は 4 まで改善しています。今後もショックが顕在化してくる可能性が高いので、治療と並行して、早期の尿路ドレナージ実施のため検査室への搬送準備を行う必要があります。

【看護実践】

緊急処置の実施、準備、確認：輸液の管理、抗菌薬・鎮痛薬の開始、酸素投与開始、静脈路の追加、緊急気管挿管の準備、昇圧薬の確認

緊急検査の実施：培養検査（血液・尿）の実施

場の調整：泌尿器科専門医へ放射線検査室への搬送を確認、放射線技師や放射線検査室看護師への連絡、入院先の病棟看護師への連絡

引用・参考文献

1) 日本救急医学会監修. "17. 腰痛、背部痛". 改訂第5版 救急診療指針. 東京, へるす出版, 2018, 330-3.
2) 日本整形外科学会ほか監修. 腰痛診療ガイドライン2019 改訂第2版. 東京, 南江堂, 2019, 22-4.
3) 紙谷義孝編. 侵害刺激・痛みと血圧. LISA別冊. 26（2）, 2019, 39-46.
4) 長野広之編. とことん極める！腎盂腎炎. 治療. 103（9）, 2021.
5) 伊藤敬介ほか編. ナースのための臨床推論で身につく院内トリアージ：最速・最強の緊急度アセスメント. 東京, 学研メディカル秀潤社, 2016, 184.
6) 日本感染症学会ほか編. JAID/JSC 感染症治療ガイドライン 2015：尿路感染症・男性性器感染症. 日本化学療法学会雑誌. 64（1）, 2016. http://www.chemotherapy.or.jp/guideline/jaidjsc-kansenshochiryo_nyouro.pdf（2022年3月閲覧）
7) 上野征夫編. 背部痛（上背部痛・腰痛）. 内科診断の道しるべ：その症候、どう診る どう考える. medicina. 53（4）, 2016, 366-70.

（松尾直樹）

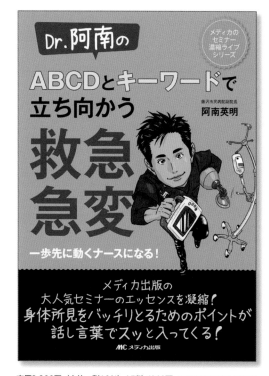

索引

WEB動画の視聴方法

WEBページにて解説動画を視聴できます。以下の手順でアクセスしてください。

■メディカID（旧メディカパスポート）未登録の場合

メディカ出版コンテンツサービスサイト「ログイン」ページにアクセスし、「初めての方」から会員登録（無料）を行った後、下記の手順にお進みください。

https://database.medica.co.jp/login/

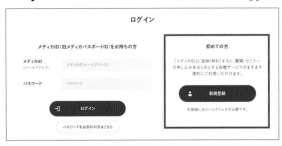

■メディカID（旧メディカパスポート）ご登録済の場合

①メディカ出版コンテンツサービスサイト「マイページ」にアクセスし、メディカIDでログイン後、下記のロック解除キーを入力し「送信」ボタンを押してください。

https://database.medica.co.jp/mypage/

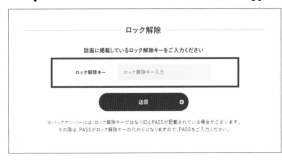

②送信すると、「ロックが解除されました」と表示が出ます。「動画」ボタンを押して、一覧表示へ移動してください。

③視聴したい動画のサムネイルを押して動画を再生してください。

ロック解除キー　physical2022

＊WEBページのロック解除キーは本書発行日（最新のもの）より3年間有効です。有効期間終了後、本サービスは読者に通知なく休止もしくは終了する場合があります。

＊ロック解除キーおよびメディカID・パスワードの、第三者への譲渡、売買、承継、貸与、開示、漏洩にはご注意ください。

＊図書館での貸し出しの場合、閲覧に要するメディカID登録は、利用者個人が行ってください（貸し出し者による取得・配布は不可）。

＊PC（Windows / Macintosh）、スマートフォン・タブレット端末（iOS / Android）で閲覧いただけます。推奨環境の詳細につきましては、メディカ出版コンテンツサービスサイト「よくあるご質問」ページをご参照ください。

Emer Log 2022年春季増刊

ERナースの思考加速トリアージ
JTAS™を学び、超えてゆけ！

総合病院国保旭中央病院 救急救命科 医長／
臨床研修センター副センター長

坂本 壮 著

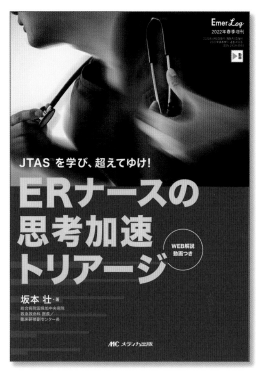

トリアージを行うナースに向けて、基本の型（JTAS）
と、一歩進んだ対応のコツを救急医が解説する。
見逃しがちな"かくれ重症者"や、特に難しい高
齢患者の対応を厳選18のシナリオ事例にまとめた。
臨床研修の経験豊富な著者による動画講義も必見。

定価3,520円（本体＋税10%）B5判／168頁　ISBN978-4-8404-7655-3

すべての医療従事者を応援します
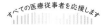
MC メディカ出版

■ 読者のみなさまへ ■

このたびは本増刊をご購読いただき、誠にありがとうございました。編集部では今後も皆さまのお役に立てる増刊の刊行をめざしてまいります。本書に関するご感想・提案などがございましたら、当編集部（E-mail：emergency@medica.co.jp）までお寄せください。

Emer-Log　2022年 秋季増刊（通巻437号）

看護関連図でケアをイメージ　3フェーズで学びなおす！
救急初療フィジカルアセスメント

2022年10月5日　第1版第1刷発行
編　著：増山 純二
発行人：長谷川 翔
編集担当：加藤万里絵・太田真莉子・木村有希子・江頭崇雄
表紙・本文デザイン：HON DESIGN
イラスト：ホンマヨウヘイ
発行所：株式会社メディカ出版　〒532-8588 大阪市淀川区宮原3-4-30 ニッセイ新大阪ビル16F
電話　06-6398-5048（編集）　0120-276-115（お客様センター）
03-5776-1853（広告窓口／総広告代理店（株）メディカ・アド）
https://www.medica.co.jp　E-mail emergency@medica.co.jp
組　版：株式会社明昌堂
印刷製本：株式会社シナノ パブリッシング プレス
定価（本体3,200円＋税）　ISBN978-4-8404-7656-0
●無断転載を禁ず。　●乱丁・落丁がありましたら、お取り替えいたします。
Printed and bound in Japan